ullstein

Warum ruft das Impfen Angst hervor? Eula Biss geht dem Phänomen der Impfparanoia auf den Grund. Indem sich die junge Mutter in die Position der Impfgegner einfühlt, lässt sie uns verstehen, wie deren Irrglaube an eine umfassende natürliche Immunität des Körpers so stark werden konnte. Dabei tastet sich Eula Biss vorsichtig voran. Sie verwebt Exkurse in die Medizin- und Wissenschaftsgeschichte sowie autobiographische Bekenntnisse auf elegante Weise zu einem Buch, das die hitzige Impfdebatte abkühlen und auf ein neues Niveau heben wird.

EULA BISS lehrt Nonfiction Writing an der Northwestern University von Illinois. Für ihr Buch *Notes from no Man's Land* erhielt sie 2009 den National Book Critics Circle Award. Biss war u. a. Stipendiatin der Guggenheim und der Howard Foundation. Sie gewann außerdem den 21st Century Award der Chicago Public Library Foundation. Zuletzt erschien bei Hanser ihr Buch *Was wir haben. Über Besitz, Kapitalismus und den Wert der Dinge*. Biss lebt in Chicago.

Eula Biss

Über das Impfen

Von Zweifel, Angst und Verantwortung

Aus dem Englischen von Kirsten Riesselmann

Ullstein

Besuchen Sie uns im Internet:
www.ullstein.de

Ungekürzte Lizenzausgabe im Ullstein Taschenbuch
1. Auflage März 2022

Titel der amerikanischen Originalausgabe: *On Immunity. An Inoculation.*
Erstmals erschienen 2014 bei Graywolf Press, Minneapolis
Titel der deutschen Erstausgabe im Hanser Verlag: *Immun. Über das Impfen – von Zweifel, Angst und Verantwortung*
Umschlaggestaltung: zero-media.net, München
Satz: Eberl & Koesel Studio, Altusried-Krugzell
Gesetzt aus der Scala
Druck und Bindearbeiten: CPI books GmbH, Leck
ISBN 978-3-548-06735-3

Für andere Mütter,
der meinen in Dankbarkeit

Die erste Geschichte, die ich je über Immunität gehört habe, hat mir mein Vater, selbst Arzt, erzählt, als ich noch ganz klein war. Es war die Sage von Achills Mutter, die ihren Sohn unsterblich machen will. In einer Version dieser Geschichte versucht sie, Achills Sterblichkeit mit Feuer auszubrennen, wodurch er unverwundbar wird – unverwundbar bis auf die Ferse, wo ihn später ein vergifteter Pfeil trifft und tötet. In einer anderen Spielart der Geschichte taucht sie Achill als Säugling in den Styx, jenen Fluss, der die Grenze markiert zwischen Welt und Unterwelt. Die Mutter hält ihr Baby an der Ferse ins Wasser, und wieder behält es eine verhängnisvoll verletzliche Stelle zurück.

Als Rubens das Leben des Achill malte, fing er mit dem Styx an. Fledermäuse schwirren durch den Bildhimmel, und in einiger Entfernung setzen die Toten mit einer Fähre über. An einem dicken Beinchen baumelt Achill an der Hand seiner Mutter, Kopf und Schultern ganz unter Wasser. Hier wird eindeutig nicht nur normal gebadet. Am unteren Bildrand liegt zusammengerollt der dreiköpfige Hund, der die Unterwelt bewacht, und zwar genau an der Stelle, wo der Kindskörper auf den Fluss trifft, was wiederum aussieht, als ob das Baby in das Biest hineingetaucht wird. Jemandem Immunität zu verleihen, so die Bildaussage, ist eine riskante Angelegenheit.

Um uns Kinder auf die Fallstricke des Lebens vorzubereiten, hat uns meine Mutter jeden Abend beim Insbettbringen

Grimms Märchen vorgelesen. Ich erinnere mich weniger an die berüchtigte Brutalität dieser Märchen als an ihren Zauber – an die goldenen Birnen, die im Schlossgarten wachsen, an den Jungen, der nicht größer als ein Daumen ist, und an die zwölf Brüder, die zu zwölf Schwänen werden. Aber als Kind entging mir nicht, dass Eltern in diesen Märchen die unerträgliche Angewohnheit haben, sich hinters Licht führen zu lassen und dabei leichtfertig mit dem Leben ihrer Kinder zu spielen.

In einer dieser Geschichten lässt sich ein Mann auf ein Tauschgeschäft mit dem Teufel ein: Der Teufel soll bekommen, was hinter seiner Mühle steht. Der Mann ist im Glauben, seinen Apfelbaum dreinzugeben, muss aber zu seinem Entsetzen feststellen, dass es seine Tochter ist, die sich hinter der Mühle befindet. In einer anderen Geschichte wird eine Frau, die schon lange einen Kinderwunsch hegt, schwanger und entwickelt ein heißes Verlangen nach Pflanzen namens Rapunzeln, die im Garten einer bösen Zauberin wachsen. Die Frau schickt ihren Mann los, um die Pflanzen für sie zu stehlen. Als er dabei erwischt wird, verspricht er der Zauberin das Kind. Diese sperrt das Mädchen dann in einen hohen Turm ohne Tür. Aber in Türmen eingesperrte Jungfrauen lassen eben ihr Haar herunter.

Ähnlich ging es zu in den griechischen Sagen, die meine Mutter mir später vorlas. Einem König wird eine dunkle Prophezeiung gemacht, und obwohl er seine Tochter in einen Turm sperrt, bleibt sie nicht kinderlos. Denn Zeus kommt zu ihr in Gestalt eines Goldregens, von dem sie mit einem Kind schwanger wird, das später den König tötet. Ödipus, als Kind in den Bergen zum Sterben ausgesetzt, wird von einem Hirten gerettet und entgeht nicht der Weissagung, er werde seinen Vater töten und seine Mutter ehelichen. Und Achills Mutter Thetis kann die Sterblichkeit ihres Sohnes weder ausbrennen noch ertränken.

Man kann ein Kind nicht vor seinem Schicksal bewahren – was aber selbst die Götter nicht davon abhält, genau das zu versuchen. Achills Mutter, eine Göttin, die sich mit einem Sterblichen vermählt hatte, kam die Prophezeiung zu Gehör, ihr Sohn werde jung sterben. Nichts ließ sie unversucht, um dieser Weissagung ein Schnippchen zu schlagen – unter anderem steckte sie Achill während des Trojanischen Kriegs in Mädchenkleider. Nachdem er aber zum Schwert gegriffen hatte und so als Junge enttarnt worden war, bat seine Mutter den Gott des Feuers, ihm ein Schild zu schmieden. Dieser Schild war versehen mit Bildern von Sonne und Mond und von Erde und Meer, von Städten im Krieg und Städten im Frieden, von frisch gepflügten und abgeernteten Feldern – Achills Schild symbolisierte das Universum in seiner ganzen Zweipoligkeit.

Mein Vater hat mir gerade gesagt, es sei gar nicht die Sage von Achill gewesen, die er mir erzählt habe, als ich klein war, sondern eine andere uralte Geschichte. Als er mir die Handlung umreißt, wird mir klar, warum ich die beiden verwechselt habe. Der Held dieser anderen Geschichte ist vor Verletzung gefeit, weil er im Blut eines Drachen gebadet hat. Aber während er das Bad nimmt, klebt ein Blatt auf seinem Rücken und hinterlässt eine kleine, ungeschützte Stelle. Nach vielen siegreich geschlagenen Schlachten erliegt der Held einem Angriff auf exakt jene Stelle.

All diese Geschichten scheinen davon zu erzählen, dass Immunität ein Mythos ist und dass kein Sterblicher unverwundbar gemacht werden kann. Mit dieser Binsenweisheit konnte ich sehr viel leichter umgehen, als ich noch keine Mutter war. Die Geburt meines Sohnes brachte das überdeutliche Gefühl für meine Macht, aber auch meine Ohnmacht mit sich. Ich feilschte, so fiel mir auf, derart häufig mit dem Schicksal, dass mein Mann und ich schon ein Spiel daraus machten: Immer schön abwechselnd überlegten wir, welche Krankheit wir unserem Kind anhängen würden, um es im Gegenzug vor einer anderen zu bewahren – es war eine Parodie auf eben jene Entscheidungen, die Eltern nicht zur Verfügung stehen.

Als mein Sohn ein Säugling war, bekam ich sehr viele Variationen der Aussage »Nichts ist wichtiger, als dass er nicht in Gefahr gerät« zu hören. Ich fragte mich, ob es tatsächlich nichts Wichtigeres gab, und fast genauso häufig fragte ich mich, ob ich ihm diese Gefahrlosigkeit wirklich garantieren konnte. Ich war überzeugt, dass es nicht in meiner Macht stand, ihn vor seinem wie auch immer gearteten Schicksal zu bewahren. Aber trotzdem war ich wild entschlossen, einen großen Bogen um die üblen Tauschgeschäfte aus Grimms Märchen zu machen. Ich würde nicht zulassen, dass meine Unbedachtheit und meine Habgier Unglück über mein Kind brachten. Mir würde es nicht passieren, dass ich versehentlich zum Teufel sagte, *Du darfst haben, was hinter der Mühle steht*, nur um dann feststellen zu müssen, dass es mein eigenes Kind ist, das dort steht.

Der Tag vor der Geburt meines Sohnes war der erste warme Tag des Frühlings. Schon in den Wehen ging ich bis ans Ende des Piers, wo die Eisschollen auf dem Lake Michigan in der Morgensonne brachen. Mein Mann hatte eine Videokamera dabei und wollte, dass ich einen Toast auf die Zukunft ausbrachte, aber der Ton ging nicht, weswegen das, was ich dann sagte, unwiederbringlich verloren ist. Man sieht meinem Gesicht aber an, dass ich keine Angst hatte. Während der langen Geburt im Anschluss an diesen sonnenbeschienenen Moment stellte ich mir immer wieder vor, wie ich im See schwamm – erst war es ein See aus Finsternis, dann ein See aus Feuer und schließlich ein See ohne Horizont. Als mein Sohn spät am folgenden Tag geboren wurde, fiel ein kalter Regen, und ich hatte ein neues Reich betreten, in dem ich nicht länger angstfrei war.

In jenem Frühjahr breitete sich ein bislang unbekannter Stamm von Grippeviren von Mexiko aus über die Vereinigten Staaten auf den Rest der Welt aus. Die ersten Meldungen dazu entgingen mir, weil ich viel zu beschäftigt damit war, meinem Sohn nachts beim Atmen zuzuhören. Und tagsüber war ich vollkommen davon in Beschlag genommen, ob er trank oder nicht trank und wie viel er schlief bzw. nicht schlief. Die Einträge in meinem damaligen Notizbuch – lange Listen mit Uhrzeiten, manche der Einträge nur wenige Minuten voneinander entfernt –, kann ich schon heute nicht mehr entschlüsseln. Geheimnisvolle Kürzel neben Uhrzeiten stehen, vermute ich, für Wachsein, Schlafen, Trinken und Weinen. Ich war auf der Suche nach einem Muster, ich wollte einfach wissen, warum mein Baby so untröstlich weinte. Es weinte, erfuhr ich sehr viel später, weil es eine Kuhmilch-Intoleranz hatte. Unverträgliche Proteine aus der Milch, die ich zu mir nahm, landeten über meine Milch bei ihm – eine Möglichkeit, die mir so nicht in den Sinn gekommen war.

Im Spätsommer zeigten die Nachrichten Bilder von Menschen mit weißen Atemschutzmasken an Flughäfen. Zu diesem Zeitpunkt war das neuartige Influenzavirus schon ganz offiziell eine Pandemie. Die Kirchen verteilten geweihte Oblaten auf Zahnstochern, und die Fluggesellschaften entfernten Kissen und Decken aus den Flugzeugen. Heute überrascht es mich, wie unbedeutend mir all das damals vorkam. Es wurde einfach ein Teil der Landschaft einer jungen Mutter, in der so alltägliche Gegenstände wie Kissen oder Decken ohne Weiteres in der Lage sind, ein Neugeborenes umzubringen. An den Colleges wurden Tag für Tag alle »berührungsintensiven« Oberflächen sterilisiert, während ich Nacht für Nacht jeden Gegenstand abkochte, den sich mein Kind in den Mund steckte. Es war, als ob sich mir die ganze Nation in meiner Säuglingspflegeparanoia angeschlossen hätte. Wie viele andere Mütter auch hatte ich von einer Krankheit gehört, die Säuglinge befällt, keinerlei Warnzeichen gibt und keine anderen Symptome kennt als eben den plötzlichen Tod. Vielleicht ist das der Grund, warum ich mich trotz allem nicht daran erinnern kann, besondere Angst vor der Grippe gehabt zu haben – sie war einfach nur ein weiterer Grund zur Sorge. An meinen Wänden war Bleifarbe, so viel wusste ich, und in meinem Wasser sechswertiges Chrom, und in den Büchern, die ich las, stand, ich solle einen Ventilator laufen lassen, während mein Baby schlief, denn sogar stehende Luft könne zur Erstickung führen.

Als ich nach Synonymen für das Wort *schützen* suche, schlägt mir mein Thesaurus nach *Schutz bieten, absichern* und *abschirmen* noch eine letzte Möglichkeit vor: *schutzimpfen*. Und genau diese Frage stellte sich mir, sobald mein Sohn geboren war: Sollte ich ihn impfen lassen, ihn sämtlichen empfohlenen Impfungen unterziehen? Bei dieser Frage ging es für mich damals nicht so sehr darum, ob ich ihn schützen wollte oder nicht, sondern, ob eine Impfung tatsächlich das Risiko wert ist, das man mit ihr eingeht. Würde ich mich nicht auf ein viel zu riskantes Lotteriespiel einlassen, ähnlich wie Thetis, die ihr Baby in den Styx taucht?

Lange bevor es überhaupt den entsprechenden Impfstoff gab, fingen die Mütter in meinem Bekanntenkreis schon an, darüber zu debattieren, ob wir die Kinder gegen das neuartige Grippevirus impfen lassen sollten oder nicht. Es hieß, dieser spezielle Virenstamm sei deswegen gefährlich, weil er beim Menschen neu auftrete, genau wie das Virus, das 1918 die Spanische Grippe ausgelöst hatte, eine Pandemie, der über 50 Millionen Menschen zum Opfer fielen. Andererseits hörte man aber auch, der Impfstoff sei übereilt hergestellt und möglicherweise noch nicht ausreichend getestet worden.

Eine Mutter erzählte, sie habe eine Fehlgeburt erlitten, nachdem sie eine ganz normale Wintergrippe gehabt habe, weswegen sie sich jetzt aus lauter Vorsicht gegen einfach jede Grippe impfen lassen wolle. Eine andere berichtete, ihre Tochter habe nach der ersten Impfung eine ganze, fürchterliche Nacht durchgeschrien, weswegen sie keine weitere Impfung mehr riskieren würde. Jede Unterhaltung über den neuen Grippeimpfstoff weitete sich zu einer Diskussion über das Impfen im Allgemeinen aus, zu dieser schon so lange geführten Debatte, in der alles, was man über Krankheiten weiß, gegen alles aufgefahren wird, was man über Impfstoffe nicht weiß.

Als sich das Virus ausbreitete, hörte ich von einer Bekannten aus Florida, dass sie und ihre gesamte Familie gerade die Schweinegrippe gehabt hätten, und das sei nicht schlimmer gewesen als eine starke Erkältung. Eine andere Mutter in Chicago erzählte mir, dass der gesunde neunzehnjährige Sohn ihrer Freundin einen Schlaganfall erlitten habe, nachdem er mit der Grippe im Krankenhaus gelandet war. Ich glaubte beide Geschichten, aber beide erzählten mir nichts anderes als das, was mir die Gesundheitsbehörden offenbar sowieso schon zu erzählen versuchten: In manchen Fällen verlief die Grippe harmlos, in anderen schwer. Unter den gegebenen Umständen schien die Impfung zunehmend vernünftig. Mein Baby war erst sechs Monate alt, und ich hatte gerade wieder begonnen zu arbeiten, an einer großen Universität, wo die Mehrheit meiner Studenten spätestens in der letzten Semesterwoche husten würde.

In jenem Herbst schrieb Michael Specter in einem Artikel im *New Yorker*, dass Grippe zu den zehn häufigsten Todesursachen in unserem Land gehört und sogar relativ schwach verlaufende Erkrankungswellen Millionen von Menschen getötet haben. »Und auch wenn dieses H1N1-Virus neuartig ist«, schrieb er, »lässt sich das so über den Impfstoff nicht sagen. Er ist hergestellt und getestet worden, wie Grippeimpfstoffe schon immer hergestellt und getestet worden sind.« Einigen meiner Bekannten und Mit-Müttern passte der Tonfall dieses Textes gar nicht. Sie fanden ihn aus genau dem Grund unverschämt, aus dem ich ihn beruhigend fand: weil er kein Argument für Skepsis der Impfung gegenüber gelten ließ.

Die Presse sei doch wirklich keine verlässliche Informationsquelle, das war genauso ein wiederkehrender Refrain in den Gesprächen mit anderen Eltern wie: Die Regierung sei unfähig, und die großen Pharmakonzerne stellten absichtlich schlechte Arzneimittel her. Ich konnte all diese Sorgen nachvollziehen, war aber doch irritiert von der Weltanschauung, die sich darin offenbarte: Man kann einfach niemandem vertrauen.

Es war insgesamt keine gute Saison für das Vertrauen. Die Vereinigten Staaten führten zwei Kriege, von denen außer den Rüstungskonzernen niemand zu profitieren schien. Die Leute verloren ihre Häuser und ihre Jobs, während die Regierung den als »too big to fail« deklarierten Finanzinstituten aus der Patsche half und Banken mit Steuergeldern unterstützte. Es schien nicht komplett unwahrscheinlich, dass unserer Regierung Unternehmensinteressen wichtiger waren als das Wohlergehen der Bürgerinnen und Bürger.

Während der ersten Nachbeben des Crashs war viel die Rede von »der Wiederherstellung öffentlichen Vertrauens«, obwohl auch hier die Betonung meist eher auf der Zurückgewinnung von positivem Konsumklima und Verbrauchervertrauen lag. Der Begriff *Verbrauchervertrauen* gefiel mir gar nicht, und jedes Mal, wenn ich dazu aufgefordert wurde, mir »als Mutter« zu vertrauen, sträubte sich etwas in mir. Vertrauen, egal ob als Verbraucherin oder sonst wie, hatte ich nicht allzu viel, neigte aber zu der Annahme, dass es sowieso weniger um Selbstvertrauen ging als um einen blinden Glauben an etwas, das das Selbst übersteigt. Sogar heute noch, Jahre nach der Geburt meines Sohnes, interessieren mich die Bedeutungsebenen des Begriffs *trust* (Erstbedeutung: *Vertrauen;* Anm. d. Übers.), vor allem die juristischen (*Treuhand, Treuhandverhältnis;* Anm. d. Übers.) und ökonomischen (*Unternehmenszusammenschluss, Konzern, Fonds;* Anm. d. Übers.). Ein Vermögenswert, der jemandem, dem er im Grunde gar nicht gehört, zu treuen Händen anvertraut wird, umreißt mehr oder weniger das, was es für mein Verständnis bedeutet, ein Kind zu haben.

Ende Oktober unterhielten sich die Eltern, die immer noch

über den Grippeimpfstoff sprachen, hauptsächlich über die Schwierigkeit, ihr Kind überhaupt geimpft zu bekommen. Mein Sohn hatte bei seinem Kinderarzt über einen Monat auf der Warteliste gestanden. Andere Eltern standen in langen Schlangen vor Schulen. Während wir noch warteten, erwähnte eine Mutter, die ihre Kinder nicht impfen ließ, sie habe gehört, dass im H1N1-Impfstoff ein Zusatzstoff namens Squalen sei. Nein, gab eine andere Mutter zurück, Squalen sei zwar in Europa in Grippeimpfstoffen enthalten, bei uns aber nicht. Die Mutter, die mit dem Squalen angefangen hatte, war sich da nicht so sicher und meinte, an anderer Stelle sei massiv angezweifelt worden, dass im US-Impfstoff kein Squalen sei. »Und wo genau ist *an anderer Stelle?*«, fragte eine meiner Freundinnen. Ich dagegen fragte mich: *Was bitte ist Squalen?*

Die Eltern, mit denen ich über die Vor- und Nachteile von Grippeimpfstoffen diskutierte, verfügten über ein Fachvokabular, das mir zum damaligen Zeitpunkt noch gänzlich unbekannt war. Sie benutzten Wörter wie *Adjuvans* und *Konjugat*, und sie wussten, welcher Impfstoff ein Lebendimpfstoff war und welcher azellulär. Viele von ihnen waren Autorinnen und Schriftstellerinnen – so wie ich. Weswegen es nicht besonders überrascht, dass ich anfing, den Fachjargon und die unter uns kursierenden Informationen als Metaphern zu deuten.

Squalen kommt in fast allen Lebewesen vor, den menschlichen Körper eingeschlossen, wo der Stoff in der Leber hergestellt wird. Er ist in unserem Blut und bleibt zurück, wenn wir einen Fingerabdruck hinterlassen. Manche europäischen Impfstoffe enthalten tatsächlich Squalen aus Haifischleberöl, aber in den USA zugelassenen Impfstoffen war Squalen war noch nie zugesetzt. Die Allgegenwärtigkeit von Squalen, die es nur seiner Absenz verdankt, ist vergleichbar mit dem Aufsehen, das der aus einer Quecksilberverbindung gewonnene Konservierungsstoff Thiomersal erregte, der 2002 – außer aus Mehrwegimpfstoffen – aus jedem Kinderimpfstoff entfernt wurde. Ängste wegen Quecksilber in Impfstoffen halten sich aber über zehn Jahre später immer noch hartnäckig.

Ende November wurde mein Sohn endlich gegen die Grippe geimpft. Wir wussten zu diesem Zeitpunkt noch nicht, dass das Schlimmste bereits vorüber war und die Schweinegrippe-Krankheitsfälle im Oktober den Zenit überschritten hatten. Ich erinnere mich, wie ich die Arzthelferin fragte, ob der Impfstoff, den mein Sohn bekam, Thiomersal enthalte, aber ich fragte eher aus angemessen empfundener Gewissenhaftigkeit als aus echter Sorge. Denn damals schwante mir bereits, dass das Problem mit den Impfstoffen – falls es denn überhaupt eines gibt – nichts mit Thiomersal oder Squalen zu tun hat.

Was ist das?«, war der erste Satz meines Sohnes – und blieb lange Zeit das Einzige, was er sagen konnte. Während mein Sohn sprechen lernte, benannte ich für ihn Teile von Dingen und erfuhr dabei, wie oft unsere Sprache unseren Körper spiegelt. »Ein Stuhl bekommt bei uns Arme, Beine und einen Rücken«, schreibt der Dichter Marvin Bell, »der Knoblauch hat Zehen / und die Flasche einen Hals.« Die Fähigkeit, solch einfache Metaphern zu bilden und zu verstehen, erlernt man mit der Sprache, und Sprache wiederum besteht ebenfalls aus Metaphern. Eine Tiefenbohrung in fast jedes Wort würde zutage fördern, was Emerson »versteinerte Dichtkunst« genannt hat: Metaphern, die unter der Oberfläche unserer heutigen Benutzung verschüttgegangen sind. Der Begriff *to fathom,* der eigentlich eine Methode beschreibt, um die Meerestiefe zu messen, ist heute ein Synonym für *to understand (verstehen, begreifen)*, weil die konkrete Wortbedeutung – man maß die Wassertiefe in Faden, also der Menge an Armspannen, die die Lotleine anzeigte – früher als Metapher fürs Begreifen eines Gedankens benutzt wurde.

»Unsere Metaphern sind geprägt von unserem Körper«, schreibt James Geary in *I Is an Other,* seiner Abhandlung über das Metaphorische, »und unser Denken und Handeln sind geprägt von unseren Metaphern.« Wenn aber die Quelle unseres Verständnisses der Welt unser Körper ist, dann ist es wohl unabdingbar, dass dem Impfen ein so großer symbolischer Wert zugewachsen ist: Da durchstößt eine Nadel die Haut – ein so grundstürzender Vorgang, dass manche schon bei seinem Anblick in Ohnmacht fallen –, und eine fremde Substanz wird direkt ins Fleisch gespritzt. Die Metaphern, die diesen Vorgang umschreiben, sind überwiegend angstvoll konnotiert, und fast immer schwingt in ihnen das Verletzende, Verfälschende und Verunreinigende mit.

Die Briten nennen eine Impfung umgangssprachlich »a jab« – ein Begriff aus der Welt des Boxens, wo der »jab« ein kurzer, gerader Faustschlag ist –, bei den US-Amerikanern mit ihrer Vorliebe für Schusswaffen heißt sie »a shot«. So oder so: Impfen ist etwas Gewalttätiges. Und wenn eine Impfung eine durch Geschlechtsverkehr übertragene Erkrankung verhindern soll, scheint sie fast selbst zu einem Sexualdelikt zu werden. Michele Bachmann, damals Präsidentschaftskandidatin der Republikaner, warnte 2011 vor den »verheerenden Auswirkungen« des Impfstoffs gegen humane Papillomaviren und vertrat die Ansicht, es sei »falsch, unschuldige kleine zwölfjährige Mädchen dazu zu zwingen, von der Regierung eine Injektion zu bekommen«. Ihr Gegenkandidat Rick Santorum pflichtete ihr bei – es sei nicht zweckdienlich, »kleine Mädchen gewaltsam und unter staatlichem Zwang impfen zu lassen«. Der Impfstoff, so hatten sich bereits einige Eltern beschwert, sei »für Mädchen in diesem zarten Alter nicht angemessen«, andere fürchteten, die Impfung würde der Promiskuität Tür und Tor öffnen.

Im 19. Jahrhundert behielt man von einer Impfung eine Narbe zurück. »Das Zeichen des Teufels«, befürchteten manche. In seiner Predigt sprach ein anglikanischer Bischof 1882 von der Impfung als einer Injektion der Sünde, einer »abscheulichen Gemengelage aus Verderbtheit, den übelsten menschlichen Lastern und dem Bodensatz lässlicher Versuchungen, die im späteren Leben auf den Geist abfärben, die

Hölle im Inneren entstehen lassen und schlussendlich die Seele überwältigen«.

Obwohl von Impfungen heute in den allermeisten Fällen keine Narben mehr zurückbleiben, gibt es immer noch viele Ängste dahingehend, von einer Impfung nachhaltig gezeichnet zu sein. Wir befürchten, dass Impfungen Autismus oder andere Störungen des Immunsystems befördern, die derzeit in den industrialisierten Ländern grassieren – Diabetes, Asthma oder Allergien. Wir haben Angst, dass der Hepatitis-B-Impfstoff Multiple Sklerose auslöst – oder der Impfstoff gegen Diphtherie, Tetanus und Keuchhusten den plötzlichen Kindstod. Wir haben Angst, dass die kombinierte Gabe verschiedener Impfstoffe das Immunsystem an seine Grenzen bringt und dass die Gesamtmenge aller verabreichten Impfstoffe es schlichtweg überfordert. Wir haben Angst, dass der in manchen Impfstoffen enthaltene Formaldehyd Krebs verursacht und das anderen zugesetzte Aluminium unser Gehirn vergiftet.

In die Impfstoffe des 19. Jahrhunderts fantasierte man »das Gift von Vipern, das Blut, die Eingeweide und die Ausscheidungen von Ratten, Fledermäusen, Schildkröten und noch an der Mutterbrust gesäugten Welpen« hinein. Derartige organische Materie, den ganzen Schmutz und Dreck also, machte man zu jener Zeit noch verantwortlich für die meisten Krankheiten. Alles, was auch ein glaubhaftes Rezept für einen Hexentrank abgegeben hätte. Damals war eine Impfung tatsächlich einigermaßen gefährlich. Nicht, weil sie dazu führte, dass einem Kind Kuhhörner wuchsen, wie manche befürchteten, sondern weil sich durch das Impfen von Arm zu Arm Krankheiten wie die Syphilis verbreiten konnten, wie ebenfalls einige schon vermuteten. Bei dieser Art zu impfen entnahm man der Pustel, die auf dem Arm eines kürzlich geimpften Menschen entstand, den Eiter und impfte damit den nächsten. Auch, als Impfen nicht mehr gleichbedeutend war mit dem Austausch von Körperflüssigkeiten, blieb das Problem bakterieller Infektion bestehen. 1901 starben in Camden, New Jersey, neun Kinder an mit Tetanusbakterien verunreinigtem Impfstoff.

Heute sind unsere Impfstoffe – sofern alles mit rechten Dingen zugeht – steril. Manche enthalten Konservierungsmittel gegen Bakterienwachstum. Weswegen es nun eben – so formuliert es die Aktivistin Jenny McCarthy – »das verdammte Quecksilber, der Äther, das Aluminium und das Frostschutzmittel« sind, vor denen wir uns im Impfstoff fürchten. Unser Hexentrank ist ein chemischer. Es ist zwar in keinem Impfstoff wirklich Äther oder Frostschutzmittel enthalten, aber diese Substanzen sprechen eben die Ängste an, die unsere industrialisierte Welt betreffen. Sie erinnern uns an jene Chemikalien, denen wir heutzutage unseren schlechten Gesundheitszustand in die Schuhe schieben, sowie an die Schadstoffe, die unsere Umwelt beeinflussen.

1881 warnt ein Flugblatt mit dem Titel *The Vaccination Vampire* (»Der Impfvampir«) vor der »allumfassenden Verpestung«, die der Impfarzt dem »reinen Kindelein« beibringe. Bekannt dafür, sich vom Blut kleiner Babys zu ernähren, wurde der Vampir jener Zeit *die* Metapher für den Impfarzt, der ja auch Kleinkindern schreckliche Wunden beibrachte. Waren die alten volkstümlichen, blutsaugenden Monster schlichtweg entsetzlich, so konnte der Vampir des Viktorianischen Zeitalters auch verführerisch sein. Die makabre Sexualität des Vampirs dramatisierte die Angst, dass der Akt des Impfens auch etwas Sexuelles habe, eine Angst, die noch verstärkt wurde, als sich durch die Arm-zu-Arm-Impfung Geschlechtskrankheiten ausbreiteten. Viktorianische Vampire allerdings wurden – genauso wie viktorianische Ärzte – nicht nur mit verdorbenem Blut in Verbindung gebracht, sondern auch mit ökonomischer Verderbtheit. Indem sie einen bezahlten Beruf quasi erfunden hatten und fast ausschließlich den Reichen zur Verfügung standen, waren Ärzte der Arbeiterklasse suspekt.

Auch in Bram Stokers *Dracula* geht es um einen blutrünstigen Bourgeois: In seinem Schloss hortet er stapelweise eingestaubte Goldmünzen, und als er gepfählt wird, quellen Goldmünzen aus seinen Manteltaschen. Aber Dracula tatsächlich als Impfarzt zu interpretieren ist zu weit hergeholt. Von sämtlichen Metaphern, die auf den zahlreichen Seiten des Romans herangezogen werden, sind vielmehr diejenigen, die mit dem Thema »Krankheit« assoziiert sind, die treffendsten. Dracula erreicht England so, wie eine neue Krankheit das Land erreichen könnte – mit einem Schiff. Er befehligt ganze Horden von Ratten, und ausgehend von der ersten von ihm gebissenen Frau breitet sich über die Kinder, von denen sie sich nachts unwillentlich ernährt, sein infektiöses Unheil aus. Was Dracula so grauenerregend macht – weswegen es mit der Auflösung der Geschichte auch so lange dauert –, ist, dass er ein Monster ist, dessen Monstrosität ansteckend ist.

1897, dem Jahr, in dem *Dracula* erschien, war die Keim-Theorie weithin anerkannt – obwohl sie zu Beginn des Jahrhunderts noch ins Lächerliche gezogen worden war. Als Louis Pasteur mit seinen versiegelten und nicht versiegelten Flaschen voller steriler Brühe das Vorhandensein von Keimen in der Luft bewies, hielt sich die Vermutung, Mikroorganismen lösten Krankheiten aus, bereits so lange, dass die These schon fast wieder überkommen war. Unter den Vampirjägern, die Dracula auf den Fersen sind, befinden sich zwei Doktoren, die seine Särge »sterilisieren«, damit er in ihnen keine Zuflucht mehr nehmen kann. Anfänglich sind sie in ihrer Diagnose geteilter Meinung. Der jüngere der beiden bringt es trotz der erdrückenden Beweislage nicht über sich, an Vampire zu glauben, worauf der ältere ihm einen leidenschaftlichen Vortrag über die Schnittstelle von Wissenschaft und Glauben hält.

»Denk daran, mein Freund«, sagt er, »dass man heute auf dem Gebiet der Elektrizität Experimente anstellt, die selbst von den Entdeckern der Elektrizität als unheilig verdammt worden wären, während man diese Entdecker wiederum vor nicht allzu langer Zeit als Hexenmeister verbrannt hätte.« Dann bezieht er sich auf Mark Twain: »Ich habe einmal einen Amerikaner den Glauben definieren hören als ›die Fähigkeit, Dinge für wirklich zu nehmen, die wir als unwirklich erkannt haben‹.« Und erläutert: »Er meinte, wir sollten uns einen aufgeschlossenen Verstand bewahren und nicht durch eine kleine Wahrheit den Lauf der großen Wahrheit behindern lassen, wie etwa ein kleiner Stein einen Eisenbahnwagen behindern kann.«

Um dieses Problem, also das Problem von Beweisbarkeit und Wahrheit, dreht sich *Dracula* ebenso sehr wie um Vampire. Indem der Roman behauptet, die eine Wahrheit könne die andere aufs Abstellgleis führen, ruft er eine alte Frage auf: Glauben wir tatsächlich, dass eine Impfung im Vergleich mit einer Krankheit die größere Monstrosität ist?

Zuinnerst in jedem Menschen wohnt doch die Angst, dass er in der Welt allein sein solle, vergessen von Gott, übersehen in dieser ungeheuren Haushaltung von Abermillionen«, schrieb Søren Kierkegaard 1847 in sein Tagebuch. In eben jenem Jahr vollendete er auch *Die Taten der Liebe*, ein Buch, das darauf beharrt, die Liebe könne nicht an ihren Worten, sondern nur »an ihren Früchten« erkannt werden.

Die ersten fünfzig Seiten von *Die Taten der Liebe* habe ich am College gelesen. Dann legte ich den Text erschöpft wieder weg. Auf diesen ersten Seiten analysiert Kierkegaard das Gebot »Du sollst deinen Nächsten lieben als dich selbst«, indem er es quasi Wort für Wort aufschlüsselt: Zunächst spürt er dem Wesen der Liebe nach und fragt dann, was es mit dem »als dich selbst«, mit »deinem Nächsten« und schlussendlich mit »du sollst« auf sich hat. Völlig überfordert hörte ich mit der Lektüre auf, kurz nachdem Kierkegaard die Frage »Wer ist denn eines Menschen Nächster?« gestellt hat, die er in Teilen beantwortet mit: »Der *Nächste* ist das, was die Denker das Andere nennen würden, das, woran das Selbstische in der Selbstliebe geprüft werden soll.« An diesem Punkt hatte ich genug gelesen, um aufgewühlt zu sein von der Idee, man müsse seinen Glaubensvorstellungen entsprechend handeln, ja, sie vielleicht sogar verkörpern.

In einer meiner Kindheitserinnerungen erklärt mir mein Vater mit großem Enthusiasmus das Prinzip des Doppler-

Effekts, nachdem ein Notarztwagen an unserem Auto vorbeigerast war. Und während wir dem Sonnenuntergang über dem Fluss zusahen, an dem wir wohnten, erläuterte er die Rayleigh-Streuung, diesen von der Atmosphäre bewirkten Wegfall der kürzeren Lichtwellenlängen, der zu rot gefärbten Wolken und einem in der Abenddämmerung intensiver grün leuchtenden Rasen führt. Im Wald nahm er für mich ein Eulengewölle auseinander und setzte daraus das winzige Skelett einer Maus zusammen. Mein Vater staunte sehr viel häufiger über die Natur, als dass er über den menschlichen Körper sprach – nur für das Thema Blutgruppen hatte er eine gewisse Leidenschaft.

Menschen der Blutgruppe 0 negativ, erklärte er mir, könnten bei Transfusionen nur Blut erhalten, das ebenfalls 0 negativ sei, wohingegen Personen mit der Blutgruppe 0 negativ für Menschen jeder anderen Blutgruppe Blut spenden könnten. Weswegen jemand mit der Blutgruppe 0 negativ auch »Universalspender« genannt werde. Hierauf enthüllte mir mein Vater, er selbst gehöre zur Blutgruppe 0 negativ, sei also Universalspender. Er spende so oft wie möglich Blut, erklärte er, denn Blut seiner Blutgruppe werde immer benötigt, für Notfalltransfusionen. Wahrscheinlich wusste mein Vater zu diesem Zeitpunkt bereits, was ich erst später entdecken sollte: dass auch ich zur Blutgruppe 0 negativ gehöre.

Schon lange bevor ich um meine eigene Blutgruppe wusste, begriff ich den »Universalspender« eher als ethischen denn als medizinischen Begriff. Allerdings erkannte ich diese Ethik lange nicht als das, was sie war: der raffiniert durch seine Medizinerausbildung gefilterte Katholizismus meines Vaters. Ich bin nicht innerhalb einer Gemeinde aufgewachsen und auch nie zur Kommunion gegangen, weswegen ich, als mein Vater vom Universalspender erzählte, nicht gleich an Jesus denken musste, der sein Blut für uns alle vergießt, damit wir leben können. Aber ich glaubte schon damals, dass jeder von uns für die Körper der anderen verantwortlich ist.

Solange ich Kind war, zog mein Vater immer, wenn er auf ein Schiff stieg, eine Rettungsweste an, auf der in wasserfesten, wischbeständigen Riesenbuchstaben sein Name und das Wort »Organspender« standen. Ein Witz, an den er mit ziemlich vollem Ernst glaubte. Als er mir das Autofahren beibrachte, gab er mir einen Rat seines eigenen Vaters mit auf den Weg: Du trägst nicht nur die Verantwortung für das Auto, das du selber fährst, sondern auch für das vor dir und das hinter dir. Gleich drei Autos gleichzeitig fahren zu lernen war eine einschüchternde Aufgabe und führte bei mir zu einer gelegentlich auftretenden Handlungsunfähigkeit, die meine Fahrkünste bis heute beeinträchtigt, aber als ich meinen Führerschein geschafft hatte, setzte auch ich meine Unterschrift unter das Feld »Organspender«.

Die allererste Entscheidung, die ich nur wenige Augenblicke, nachdem sich der Körper meines Sohnes aus meinem Körper befreit hatte, für ihn traf, war, dass ich sein Nabelschnurblut an eine staatliche Blutbank spendete. Mit meinen dreißig Jahren hatte ich erst ein einziges Mal Blut gespendet, noch auf dem College, als ich gerade Kierkegaard las. Ich wollte, dass mein Sohn sein Leben mit einem Guthaben bei der Bank begann und nicht mit den Schulden, die ich bereits drücken fühlte. Das war, bevor ich, die Universalspenderin, nach der Geburt meines Sohnes mittels einer Transfusion die alleinige Empfängerin von zwei Blutkonserven wurde – Blut der wertvollsten Blutgruppe, einer staatlichen Blutbank entnommen.

Wenn wir uns die Wirkung eines Impfstoffs nicht nur auf den individuellen, sondern auf den kollektiven Körper eines Gemeinwesens bezogen vorstellen, dann ist es durchaus legitim, das Impfen als eine Wertanlage in Sachen Immunität anzusehen. Jede Einlage bei dieser Immunitätsbank ist eine Spende an diejenigen, die von ihrem eigenen Immunsystem nicht geschützt werden können oder wollen. Genau das ist das Prinzip der *Herdenimmunität*, aufgrund dessen die Massenimpfung sehr viel effektiver ist als die Einzelimpfung.

Es kann bei jedem verabreichten Impfstoff passieren, dass ein Individuum trotzdem nicht immunisiert wird, und manche Impfstoffe, z. B. der Grippeimpfstoff, sind noch deutlich weniger wirkungsvoll als andere. Aber wenn genügend Menschen geimpft sind – und sei es mit einem relativ ineffektiven Impfstoff –, dann fällt es Viren schwerer, von Wirt zu Wirt zu springen, und ihre Verbreitung wird aufgehalten, was sowohl allen Nichtgeimpften als auch denjenigen zugutekommt, die von der Impfung nicht immunisiert worden sind. Aus diesem Grund kann die Wahrscheinlichkeit einer Masernerkrankung für einen geimpften Menschen, der in einer mehrheitlich nicht geimpften Gemeinde wohnt, größer sein als für einen nicht geimpften Menschen, der in einer mehrheitlich geimpften Stadt lebt.

Die nicht geimpfte Person wird von den Körpern in ihrer Umgebung geschützt, von Körpern, die nicht Träger der jeweiligen Krankheit sind. Eine geimpfte Person allerdings, die umgeben ist von erkrankten Körpern, ist deutlich angreifbarer durch Impfstoffversagen oder nachlassende Immunität. Es ist gar nicht so sehr unsere eigene Haut, die uns schützt, sondern das, was außerhalb dieser Haut liegt. Denn hier fangen die Körpergrenzen an sich aufzulösen. Blut- und Organspenden bewegen sich zwischen uns hin und her, verlassen den einen Körper und betreten den nächsten, und genauso verhält es sich auch mit der Immunität, die gleichermaßen ein gemeinschaftliches Gut ist und ein Privatkonto. Diejenigen, die sich auf die kollektive Immunität verlassen, verdanken ihre Gesundheit den Nachbarn.

Als mein Sohn sechs Monate alt war – auf dem Höhepunkt der Schweinegrippe-Pandemie –, meinte eine andere Mutter zu mir, sie glaube nicht an Herdenimmunität. Das sei nichts als eine bloße These, sagte sie, und zwar eine, die eigentlich nur auf Kühe zuträfe. Der Gedanke, dass man an Herdenimmunität glauben könne oder eben auch nicht, war mir bis dahin noch nicht gekommen – obwohl die Vorstellung eines über die gesamte Bevölkerung geworfenen unsichtbaren Schutzmantels natürlich etwas eindeutig Okkultes hat.

Im Bewusstsein, dass ich den Mechanismus hinter diesem magischen Vorgang nicht zur Gänze verstand, suchte ich in der Universitätsbibliothek nach Texten zum Thema Herdenimmunität. Schon 1840, erfuhr ich, machte ein Arzt die Beobachtung, dass man eine Pockenepidemie vollständig zum Erliegen bringen konnte, wenn man nur einen kleinen Teil der Bevölkerung impfte. Dieser indirekte Schutz vor der Erkrankung konnte für eine gewisse Zeitspanne auch beobachtet werden, wenn durch eine Epidemie große Mengen von Menschen auf natürliche Weise immun geworden waren. Bevor man gegen Kinderkrankheiten wie Masern impfte, kamen Epidemien üblicherweise in Wellen, gefolgt von Erkrankungstiefständen, während derer die Zahl neuer Kinder, die noch nicht durch eine überstandene Infektion immun waren, langsam auf einen kritischen, aber unbekannten Bevölkerungsanteil zukroch. Heute kann das empirisch beobachtbare Phänomen ›Herdenimmunität‹ nur denjenigen nicht plausibel erscheinen, die ihren Körper als grundsätzlich getrennt von den Körpern der anderen wahrnehmen. Was wir natürlich alle tun.

Schon der Ausdruck *Herdenimmunität* klingt, als ob wir Vieh sind, das nur darauf wartet, zur Schlachtbank geführt zu werden. Noch dazu ruft er die unglückliche Assoziation mit dem Begriff *Herdenmentalität* auf, dieser massenhaften, panischen Flucht in die Dummheit. Denn wir halten die

Herde für dumm. Menschen, die einen großen Bogen um die Herdenmentalität machen, ziehen den Pioniergeist vor, in dessen Gefilden man sich den Körper als abgeschottetes Eigenheim vorstellt, das man entweder gut oder schlecht instand halten kann. Der gesundheitliche Zustand im Eigenheim nebenan hat keinerlei Auswirkung auf mich, denken diese Menschen, solange ich das meinige nur gut warte.

Wenn wir die Metapher der Herde tauschen gegen die des Bienenstocks, ist das Konzept der kollektiven Immunität vielleicht einleuchtender. Honigbienen sind im Öko-Matriarchat organisierte »Gutmenschen«, die noch dazu völlig autark leben. Aus dem jüngsten epidemischen Bienensterben haben wir gelernt, dass das Wohlergehen jeder einzelnen Biene vom Wohlergehen des gesamten Bienenvolks abhängt. In *Die Weisheit der Vielen* beschreibt der Journalist James Surowiecki sehr ausführlich, mit welch ausgefeilter Such- und Berichterstattungsmethodik Honigbienen ihren Nektar sammeln. Die Kooperation der Bienen, so Surowiecki, sei ein gutes Beispiel für die Art kollektiver Problemlösung, die auch Bedingung ist für das Funktionieren unserer Gesellschaft.

Obwohl es viele gut dokumentierte Fälle gibt, in denen Gruppen schlechte Entscheidungen treffen – man denke nur an Lynchmobs –, stellt Surowiecki doch fest, dass große Gruppen für komplexe Probleme im Normalfall Lösungen finden, auf die Individuen nicht kommen. Eine ausreichend heterogene und mit der Freiheit zum Widerspruch ausgestattete Gruppe Menschen kann Dinge denken, die jedes Expertenwissen übersteigen. Gruppen können unauffindbare U-Boote lokalisieren, Börsenkurse vorhersagen und die Ursachen bislang unbekannter Krankheiten bestimmen. Nachdem im März 2003 in China fünf Menschen einer geheimnisvollen Atemwegserkrankung zum Opfer gefallen waren, organisierte die Weltgesundheitsorganisation zur Bestimmung der Ursachen dessen, was später als SARS bekannt werden sollte, die Zusammenarbeit von Forschungslaboren in zehn verschiedenen Ländern. Die in mehreren Teams organisierten Labore arbeiteten zusammen, teilten und besprachen in täglichen Konferenzschaltungen ihren jeweiligen Erkenntnisstand. Schon im April war das neuartige, für die Krankheit verantwortliche Virus isoliert. Für diesen Prozess trug keine Einzelperson die alleinige Verantwortung, genauso wenig konnte sich eine Einzelperson die Entdeckung als ihren alleinigen Verdienst anrechnen lassen. Wissenschaft, daran erinnert uns Surowiecki, verdankt sich im Grunde so etwas wie einem »(stillschweigenden) Glauben an die kollektive Weisheit der Wissenschaftler«. Sie ist das Produkt einer Herde.

Mein Sohn hat jede vom gängigen Impffahrplan empfohlene Impfung bekommen – bis auf eine. Eigentlich sollte die Hepatitis-B-Impfung die erste Spritze seines Lebens werden, kriegen die meisten Babys sie doch direkt nach der Geburt. Aber in den letzten Schwangerschaftsmonaten, als ich noch an der Universität lehrte, einen gebrauchten Stubenwagen durch den Schnee schob und Buchregale umstellte, um eben diesem Stubenwagen Platz zu machen, fing ich auch an, meine Abende mit der Lektüre von Artikeln übers Impfen zu verbringen. Einige wenige Befürchtungen in Bezug auf das Impfen waren mir schon bekannt, bevor ich überhaupt schwanger wurde. Aber ich war nicht vorbereitet auf das labyrinthische Netz ineinander verwobener Ängste, auf das ich während meiner Schwangerschaft stieß, auf diese Wucherungen von Hypothesen, dieses Detailwissen über Zusatzstoffe, diese Vielfalt an Ideologien.

Als mir um den Geburtstermin herum klar wurde, dass die Ausmaße des Themas die Grenzen meiner spätabendlichen Recherchen bei weitem überstiegen, wandte ich mich an den Kinderarzt, den ich als Doktor meines Sohns auserkoren hatte. Eine Reihe von Freunden hatte, als ich sie um eine Empfehlung bat, seinen Namen genannt, und auch meine Hebamme erwähnte und beschrieb ihn als »links von der Mitte«. Als ich diesen Kinderarzt fragte, was der Sinn und Zweck der Hepatitis-B-Impfung sei, gab er in einem Tonfall, der in meinen Ohren so klang, als beantworte er diese Frage mit Begeisterung, zurück: »Das ist eine sehr gute Frage.« Der Hepatitis-B-Impfstoff sei vor allem für die innerstädtischen Bereiche entwickelt worden, informierte er mich, zum Schutz der Babys von Drogensüchtigen und Prostituierten. Menschen wie ich, versicherte er mir, bräuchten sich darüber keinen Kopf zu machen.

Zu diesem Zeitpunkt wusste dieser Arzt nicht mehr über mich als das, was er direkt vor sich sah. Er ging korrekterweise davon aus, dass ich nicht in der Innenstadt wohne. Und für mich bestand keinerlei Veranlassung, ihn darüber aufzuklären, dass mein Bezirk, obwohl ich am Stadtrand von Chicago wohne, trotzdem stark dem gleicht, was manche vor Augen haben, wenn sie den Begriff *Innenstadt* verwenden. Im Rückblick ist es mir peinlich, wie wenig von seinem latent rassistischen Code ich damals mitgeschnitten habe. Als ich hörte, dieser Impfstoff sei nicht für Menschen wie mich gemacht, war ich erstmal nur erleichtert und dachte nicht weiter darüber nach, was genau das zu bedeuten hatte.

Zu glauben, dass Maßnahmen des öffentlichen Gesundheitswesens nicht für Leute wie uns gedacht sind, ist unter Leuten wie mir weit verbreitet. Wir gehen davon aus, dass das Gesundheitswesen für Leute mit dem gewissen »Weniger« da ist: weniger Bildung, weniger gesunden Lebensgewohnheiten, weniger Zugang zu einer qualitätsvollen Gesundheitsversorgung, weniger Zeit und weniger Geld. So habe ich von Müttern aus meiner sozialen Schicht beispielsweise den Vorschlag gehört, man solle doch mehrere Standardkinderimpfungen zusammenlegen, weil arme Mütter nicht häufig genug zum Arzt gingen, um die 26 empfohlenen Spritzen hintereinander abzuholen. Dass aber einfach jede Mutter – mich selbst eingeschlossen – eine derartige Zahl von Arztbesuchen als Zumutung empfinden könnte, wurde nicht weiter thematisiert. *Das,* so offenbar der Konsens in puncto empfohlener Standardimpfungen, *ist was für diese Leute.*

Die Journalistin Jennifer Margulis verleiht in einem Artikel in der Zeitschrift *Mothering* ihrer Empörung darüber Ausdruck, dass Neugeborene standardmäßig gegen Hepatitis B geimpft werden, und fragt sich, warum ihr nahegelegt wurde, ihre Tochter »gegen eine Geschlechtskrankheit zu impfen, die zu bekommen es für sie so gut wie keine Wahrscheinlichkeit gibt«. Hepatitis B aber wird nicht nur durch Geschlechtsverkehr übertragen, sondern über Körperflüssigkeiten ganz allgemein, weswegen Kleinkinder in den allermeisten Fällen über ihre Mutter mit Hepatitis B angesteckt werden. Babys, die von mit Hepatitis B infizierten Frauen zur Welt gebracht werden – und Mütter können das Virus auch ohne eigenes Wissen in sich haben –, infizieren sich so gut wie immer, wenn sie nicht innerhalb von zwölf Stunden nach der Geburt geimpft werden. Genauso gut können die Erreger durch engen Körperkontakt zwischen Kindern weitergegeben werden, und Menschen jeden Alters können sie in sich tragen, ohne Symptome an den Tag zu legen. Wie das humane Papillomavirus sowie eine ganze Reihe anderer Viren auch ist Hepatitis B krebserregend und führt bei Menschen, die sich in noch jungem Alter infizieren, mit größter Wahrscheinlichkeit zu einer Krebserkrankung.

Eines der Mysterien rund um die Hepatitis-B-Impfung ist, dass die Infektionsraten nicht fielen, als man – so die ursprüngliche Strategie des staatlichen Gesundheitssystems – nur die »Hochrisikogruppen« impfte. Bei der Einführung des Impfstoffs 1981 wurde die Impfung für Gefängnisinsassen, Menschen in Pflegeberufen, homosexuelle Männer und an der Nadel hängende Drogenkonsumenten empfohlen. Aber die Infektionsraten blieben so lange unverändert, bis der Impfstoff zehn Jahre später für alle Neugeborenen empfohlen wurde. Erst durch die Massenimpfung begannen die Raten zu sinken, und heute ist die Krankheit bei Kindern so gut wie ausgerottet.

Im Begriff der Risikogruppe, so schreibt Susan Sontag, lebe »die archaische Idee einer verdorbenen Gemeinschaft wieder auf (...), die dem Gottesurteil der Krankheit verfallen ist«. Im konkreten Fall von Hepatitis B ist die Risikoeinschätzung eine relativ komplexe Angelegenheit. Es kann riskant sein, nur mit einem einzigen Partner Sex zu haben oder auch den Geburtskanal zu durchqueren. In vielen Fällen wird nie bekannt, wo und wann die Ansteckung passiert ist. Dass ich meinen Sohn nicht gegen Hepatitis B impfen lassen wollte, entschied ich, bevor ich wusste, wie viel Blut ich bei der Entbindung verlieren würde. Im Augenblick seiner Geburt gehörte ich noch zu keiner Risikogruppe, aber noch bevor ich ihn mir zum ersten Mal an die Brust legte, hatte ich eine Bluttransfusion bekommen – und mein Status hatte sich geändert.

Als 1898 die letzte USA-weite Pockenepidemie ausbrach, glaubten manche, dass Weiße sich nicht mit dieser Krankheit anstecken konnten. Man nannte die Pocken »Nigger itch« (»Negerjucken«) oder – dort, wo sie mit Einwanderern in Verbindung gebracht wurde – auch »Italian itch« (»Italienerjucken«) oder »Mexican bump« (»Mexikanerbeulen«). Als die Pocken in New York City ausbrachen, mussten Polizeibeamte bei der erzwungenen Impfung italienischer und irischer Einwanderer in den Mietshäusern aushelfen. Und als die Pocken es bis nach Middlesboro, Kentucky, geschafft hatten, bekam jeder, der sich in den schwarzen Wohnvierteln der Impfung verweigerte, unter vorgehaltener Pistole seine Spritze. Diese konzertierten Aktionen begrenzten zwar tatsächlich die Ausbreitung der Krankheit, das Risiko der Impfung aber – zu jener Zeit infizierte man sich dabei noch durchaus häufig mit Tetanus oder anderen Krankheiten –

wurde allein von den schwächsten Bevölkerungsgruppen getragen. Die Armen wurden zum Schutz der Privilegierten in die Pflicht genommen.

Impfdebatten wurden und werden meist als Debatten über wissenschaftliche Integrität geführt, obwohl man sie ohne weiteres auch als Diskurse über Machtverhältnisse sehen könnte. Die Angehörigen der Arbeiterklasse, die sich 1853 gegen die britische Gesetzesregelung einer zwar kostenlosen, aber obligatorischen Impfung auflehnten, fürchteten in Teilen einfach um ihre Freiheit. Ließen sie ihre Säuglinge nicht impfen, bekamen sie es mit Geldstrafen, Gefängnis oder Pfändung ihres Besitzes zu tun, weswegen sie ihre Zwangslage gelegentlich mit Sklaverei verglichen.

Und tatsächlich stellen sich beim Thema Impfen, genau wie beim Thema Sklaverei, einige drängende Fragen, was das Recht am eigenen Körper anbelangt. Aber wie die Historikerin Nadja Durbach feststellt, ging es den Impfgegnern meist mehr um die Abschaffung gesetzlicher Rahmenbedingungen als Metapher der individuellen Freiheit als um den gesamtgesellschaftlichen Sinn und Zweck des Impfens. Als weiße Arbeiter die Impfung verweigerten, geschah das nicht im radikal altruistischen Geiste von John Brown, der gemeinsam mit seinen Söhnen wegen seines zum Scheitern verdammten Engagements für die Befreiung der Sklaven gehängt wurde. »Impfgegner waren schon immer schnell mit dem politischen, emotionalen oder rhetorischen Wert des Sklaven bzw. des kolonisierten Afrikaners bei der Hand«, schreibt Durbach über die Bewegung der Impfgegner in Großbritannien. »Noch schneller allerdings waren sie mit ihrer Behauptung, dass das Leiden weißer, englischer Bürger Vorrang habe vor dem von irgendwelchen Unterdrückten sonstwo.« Anders gesagt: Die vordringlichste Sorge der Impfgegner galt Menschen wie ihnen selbst.

In ihrer Geschichte dieser Bewegung kommt Durbach

immer wieder darauf zurück, dass Impfverweigerer ihren Körper »nicht als potenziell ansteckend, ergo als Gefahr für den Gesellschaftskörper ansahen, sondern als hochgradig anfällig für Vergiftung und Verletzung«. Natürlich war ihr Körper beides: ansteckend und verletzlich. Aber zu einer Zeit und an einem Ort, wo die Körper der Armen als Bürde der Volksgesundheit, als Gefährdung für den ganzen Rest gesehen wurden, waren es sie allein, die diese Verletzlichkeit artikulierten.

Wenn die Klarstellung, nicht ausschließlich eine Gefährdung zu sein, damals für die Armen von großer Bedeutung war, dann vermute ich, dass die Einsicht, nicht ausschließlich verletzlich zu sein, für den Rest von uns heute ähnlich bedeutsam ist. Obwohl der Mittelstand möglicherweise »bedroht« ist, ist er trotzdem – allein schon, weil jeder seiner Angehörigen einen Körper hat – auch gefährlich. Sogar die kleinen Körper von Kindern, die in unserer Zeit so gern als das absolut Verletzliche imaginiert werden, sind gefährlich qua ihres Vermögens, Krankheiten zu verbreiten. Man denke beispielsweise an diesen nicht geimpften Jungen aus San Diego, der 2008 mit Masern von einer Reise in die Schweiz zurückkam und seine beiden Geschwister, fünf Schulkameraden und vier Kinder im Wartezimmer seines Arztes ansteckte. Drei dieser Kinder waren noch Babys und zu klein für die Impfung, eines davon musste ins Krankenhaus.

Eine Analyse von Daten der US-Gesundheitsbehörde CDC aus dem Jahr 2004 zeigt, dass nicht geimpfte Kinder mit größerer Wahrscheinlichkeit weiß sind, eine eher ältere, verheiratete Mutter mit akademischer Ausbildung haben und in einem Haushalt leben, der ein Einkommen von $75 000 oder mehr aufweist – wie mein Kind. Tendenziell gibt es eine Häufung nicht geimpfter Kinder in bestimmten Gegenden, was die Wahrscheinlichkeit erhöht, dass sie sich eine Krankheit einfangen, die sie dann im Zuge ihrer Verbreitung gut an andere Kinder mit ungenügendem Impfschutz weitergeben können. Kinder mit ungenügendem Impfschutz – also Kinder, die zwar manche, aber eben nicht alle der empfohlenen Impfungen bekommen haben – sind mit größerer Wahrscheinlichkeit schwarz, haben eine eher jüngere, unverheiratete Mutter, sind schon von einem Bundesstaat in einen anderen umgezogen und wachsen in Armut auf.

»Impfen funktioniert dann«, erklärt mir mein Vater, »wenn man eine Mehrheit auf den Schutz einer Minderheit verpflichtet.« Damit meint er die Minderheit in der Bevölkerung, die für eine bestimmte Krankheit besonders anfällig ist. Im Fall von Grippe sind das die Älteren. Im Fall von Keuchhusten sind das die Neugeborenen. Und im Fall von Röteln schwangere Frauen. Wenn wir als relativ wohlhabende weiße Frauen unsere Kinder impfen lassen, tragen wir vielleicht auch unseren Teil zum Schutz ärmerer schwarzer Kinder bei, deren alleinerziehende Mütter gerade erst umgezogen sind und die ihre Kinder, eher der Umstände halber denn als Ergebnis einer wohlüberlegten Entscheidung, nicht in vollem Umfang haben impfen lassen. Was die radikale Umkehrung des historischen Impfzwecks ist, dieser Einführung einer Art Leibeigenschaft, zum Wohle der Privilegierten von den Armen abgepresst. Heute ist etwas Wahres an der Aussage, dass das öffentliche Gesundheitswesen nicht ausschließlich *für* Menschen wie mich da ist. Vielmehr entfalten gewisse Vorsorgemaßnahmen ihre verbindliche Kraft nur *wegen* Menschen wie uns, wegen unserer konkreten, geimpften Körper.

Im Kindergarten haben wir über Keime gesprochen«, sagte mein Sohn nach einem seiner ersten Kindergartentage. Das Pronomen und die Vergangenheitsform ließen diesen Satz für ihn zu einer Herausforderung werden, für deren Formulierung er einige schweigsame Minuten gebraucht hatte. In der Hand hielt er einen »Keim« aus ineinander verdrillten, übel zugerichteten Pfeifenreinigern, der den Elektronenmikroskopfotos in den Immunologielehrbüchern, in denen ich geblättert hatte, während er im Kindergarten war, gar nicht so unähnlich sah. »Und was habt ihr so gelernt?«, fragte ich. Mit ganzer Leidenschaft und voller Freude, sein neu erworbenes Wissen an die Frau zu bringen, erklärte er mir: »Keime sind ganz, ganz winzig und ganz, ganz schmutzig.« »Stimmt«, pflichtete ich ihm bei, »und genau deswegen müssen wir morgens die Hände waschen, wenn wir in den Kindergarten kommen: Wir waschen die Keime ab, damit sie nicht zu einem anderen Kind wandern.« Er nickte ernsthaft. »Von Keimen wird man krank. Man muss dann husten.«

Hier brach das Gespräch ab, unter anderem auch deswegen, weil mein zweijähriger Sohn in nur wenigen einfachen Sätzen alles gesagt hatte, was ich über Krankheitserreger wusste. Ein ernüchternder Moment. Kurz nach dieser Konversation schlug ich das Wort *germ* (Keim) in einem medizinischen Lexikon nach, wo ich daran erinnert wurde, dass das Wort in zweifacher Hinsicht benutzt wird. Der Keim ist einerseits ein Krankheiten auslösender Organismus, andererseits aber auch Teil des Körpers und in der Lage, neues Gewebe aufzubauen (Keimzelle). Wir nehmen dasselbe Wort für etwas, das krank macht – und das wachsen lässt.

Wir brauchen Keime. Heute wissen wir, dass das Immunsystem eines Kindes störungsanfällig wird, wenn es nicht mit Keimen in Kontakt kommt. 1989 stellte der Immunologe David Strachan die These auf, dass Kinder wahrscheinlich am besten vor der Entwicklung von Asthma und Allergien geschützt sind, wenn sie ältere Geschwister haben, zu einer Großfamilie gehören und nicht in einer klinisch sauberen Umgebung aufwachsen. Laut dieser »Hygienehypothese« ist es möglich, *zu* sauber und *zu* gesund zu sein.

Als die Hygienehypothese anfing, sich durchzusetzen, suchten Wissenschaftler noch nach der einen Kinderkrankheit, die es schafft, Allergien zu verhindern. Aber bald machte dieser Denkansatz der Überzeugung Platz, dass die Masse an Keimen und Bakterien in unserer Umwelt wahrscheinlich wichtiger ist. 2004 stellte der Mikrobiologe Graham Rook die »Alte-Freunde-Hypothese« auf, laut der ein gesundes Immunsystem nicht durch Kinderkrankheiten erreicht wird, die noch relativ neu sind, sondern durch den Kontakt mit uralten Krankheitserregern, die schon seit unserer Zeit als Jäger und Sammler bei uns leben. Zu diesen »alten Freunden« gehören sowohl Parasiten und Würmer als auch jene Bakterien, die unsere Haut, Lunge und Nase, unseren Hals und Magen besiedeln.

Noch heute wird die Hygienehypothese hier und da herangezogen, um keine Vorbeugungsmaßnahmen gegen ansteckende Krankheiten zu ergreifen. »Soweit wir wissen«, meinte ein Freund mal mir gegenüber, »sind Krankheiten wie die Masern wahrscheinlich doch zentral für unsere Gesundheit.« Allerdings lebten die Ureinwohner von Amerika jahrtausendelang ohne die Masern ganz gut – bis die Krankheit dann vor noch relativ kurzer Zeit in diesen Teil der Welt eingeschleppt wurde, und zwar mit katastrophalen Folgen. Auch, wenn wir die Masern durch Impfung ausrotten sollten – was theoretisch sogar möglich ist –, bleibt uns noch eine unermessliche Zahl anderer Keime und Bakterien erhalten. In einem Teelöffel Meerwasser zum Beispiel befinden sich ungefähr eine Million unterschiedlicher Viren. Auch wenn wir also mit den Schmuddelkinder-Keimen nicht ganz so viel spielen, wie wir vielleicht sollten, herrscht auf der Erde doch wirklich kein Mangel an ihnen.

Ein einziger Virus wurde durch die Impfung von Menschen tatsächlich ganz ausgerottet – der Pockenerreger Variola. Aber da Viren ein besonderes Talent für genetische Variation haben, erfinden sich neue Viren ständig selbst. Von allen Keimarten sind Viren die raffiniertesten und geheimnisvollsten: Sie sind von Natur aus vampirisch und parasitär, sie sind nicht wirklich unbelebt, aber lebendig im strikten Wortsinn sind sie eben auch nicht. Sie brauchen keine Nahrung, sie wachsen nicht und leben insgesamt nicht so, wie andere Lebewesen eben leben. Um sich zu reproduzieren oder überhaupt irgendetwas tun zu können, müssen Viren eine lebende Zelle befallen und bewohnen. Für sich betrachtet sind sie kaum mehr als winzig kleine Stückchen inaktiven Genmaterials, so klein, dass man sie mit einem gewöhnlichen Mikroskop nicht sehen kann. Sind sie aber erst einmal in einer anderen Zelle, benutzen Viren deren Zellkörper, um mehr aus sich zu machen. Oft wird die Metapher einer Fabrik herangezogen, wenn das Vorgehen von Viren beschrieben wird: Sie dringen in eine Zelle ein und nutzen deren Gerätschaften, um Tausende weitere Viren zu produzieren. Ich finde Viren allerdings eher übersinnlich als industriell – sie sind wie Zombies, Körperfresser oder eben Vampire.

Hin und wieder kann ein Virus einen Organismus derart infizieren, dass die virale DNA an die Nachkommen dieses

Organismus als Teil seines genetischen Codes weitergegeben wird. Ein erstaunlich hoher Anteil des menschlichen Genoms besteht aus Überbleibseln sehr weit zurückliegender Virusinfektionen. Manches von diesem Genmaterial tut überhaupt nichts, anderes kann, soweit wir wissen, unter bestimmten Bedingungen Krebs erregen. Oder es spielt mittlerweile tatsächlich eine zentrale Rolle für unser Überleben. Die Zellen, die die äußerste Schicht der Plazenta für einen menschlichen Fötus bilden, binden sich mittels eines ursprünglich von einem Virus stammenden Gens aneinander. So können sich zwar viele Viren ohne uns nicht reproduzieren – wir aber könnten uns ohne das, was wir uns von ihnen geklaut haben, genauso wenig fortpflanzen.

Man geht davon aus, dass unser anpassungsfähiges Immunsystem, vor allem der Teil, der für dauerhafte Immunität zuständig ist, seine zentrale Technologie bei der DNA eines Virus geliehen hat. Einige unserer weißen Blutkörperchen kombinieren und rekombinieren ihr genetisches Material wie Zufallsgeneratoren: Indem sie ihre Sequenzen immer wieder neu mischen, erzeugen sie enorme Mengen unterschiedlicher Zellen, die enorme Mengen an Krankheitserregern identifizieren können. Bevor diese Technologie zu unserer wurde, benutzten Viren sie. In Bezug auf Menschen und Viren stellt der Wissenschaftsjournalist Carl Zimmer fest: »Es gibt kein *wir* vs. *sie*.«

Die von den *Centers for Disease Control and Prevention* (CDC) im ersten Lebensjahr meines Sohnes ausgegebene Warnung vor einem neuartigen Grippevirus schien vor allem die explosionsartige Vermehrung antibakterieller Seifen und Handdesinfektionsmittel zur Folge zu haben. In Supermärkten wurden – zusätzlich zu den Desinfektionsmittelspendern an jeder Kasse – Desinfektionstuchhalter neben den Einkaufswägen angebracht. Vor der Sicherheitskontrolle am Flughafen, in der Post und an der Ausleihtheke meiner Bibliothek tauchten ebenfalls große Spender auf. Diese Desinfektionsmittel blieben uns noch geraume Zeit erhalten, auch, als die bedrohliche Grippewelle längst abgeebbt war.

Es widerstrebte mir, mich routinemäßig keimfrei machen zu lassen. Allem gegenüber, das versprach, Keime abzutöten, hatte mein Vater, dessen eigene Hände vom wiederholten Waschen während seiner Runden durchs Krankenhaus oft rissig waren, mir einen gewissen Skeptizismus anerzogen. Er bestand darauf, dass nicht alle Keime abgetötet gehörten. Noch mehr als das Wegwaschen erinnerte ihn das Töten der Keime an die Kreuzzüge. Damals gab ein Abt auf die Frage, wie denn die Gläubigen von den Häretikern zu unterscheiden seien, zur Antwort: »Tötet sie alle – Gott wird die Seinen schon erkennen.«

Noch während Handdesinfektionsmittel unterschiedslos töteten, wiesen Studien im Urin schwangerer Frauen, im Nabelschnurblut von Neugeborenen und in der Milch stillender Mütter die Chemikalie Triclosan nach. Triclosan, ein bakterienhemmender Wirkstoff, der unter anderem in Zahnpasta, Mundspülungen, Deodorants, Haushaltsreinigern und Waschmitteln Verwendung findet, ist in so gut wie sämtlichen antiseptischen Flüssigseifen und vielen Handdesinfektionsmitteln enthalten.

Wir wissen über Triclosan, dass es in geringer Konzentration sowohl »gute« wie »schlechte« Mikroben an der Reproduktion hindert – und sie in hoher Konzentration tötet. Wir wissen, dass der Stoff in unserem Abwasser, in unseren Flüssen und in unserem aufbereiteten Trinkwasser ist. Er findet sich in Wildfischen auf der ganzen Welt, in Regenwürmern und im Blut von Großen Tümmlern. Was wir nicht wissen, ist, was genau diese Erkenntnis für unser Ökosystem bedeutet.

Das Fazit einer relativ umfangreichen Recherche, bei der ich auch auf bemitleidenswerte Mäuse, Ratten und Kaninchen stieß, lautet: Wahrscheinlich ist Triclosan nicht besonders giftig für den Menschen. Aber über die langfristigen Effekte bei lebenslangem konstantem Kontakt mit dem Stoff weiß man noch nichts. Der Proteste vonseiten mindestens eines großen Chemiekonzerns ungeachtet, nahm die *Food and Drug Administration* Triclosan 2008 zur weiteren Beforschung in das »National Toxicology Program« auf. Scott Masten, der Toxikologe, mit dem ich dort sprach, reagierte auf das Thema Triclosan allerdings relativ leidenschaftslos. »Ich selbst kaufe nie antibakterielle Seifen«, gab er auf meine Nachfrage hin zu, »allerdings nicht, weil ich Angst davor habe, sondern weil sie einfach nichts bringen.« Gleich mehrere Studien haben festgestellt, dass das Waschen mit antibakterieller Seife bei der Dezimierung von Bakterien nicht wirkungsvoller ist als das Waschen mit normaler Seife und Wasser. Triclosan sei nur deswegen in Seifen, vermutet

Dr. Masten, weil die Konzerne den Markt entdeckt haben für antibakterielle Produkte, die nicht bloß säubern, sondern in einem Aufwasch auch noch Keimabtötung versprechen.

Ich würde gern wissen, erklärte ich Dr. Masten, ob die Risiken von Triclosan vergleichbar seien mit den Risikofaktoren mancher Impfstoffbestandteile. Die Antwort: Mit Triclosan kämen wir quasi andauernd in Berührung, der Stoff werde sogar im Urin von Menschen gefunden, die Triclosan enthaltende Produkte gar nicht verwenden. Im Vergleich dazu sei unser durch Impfstoffe bedingter Kontakt mit Spuren anderer Chemikalien auf ein paar Dutzend Begebenheiten beschränkt. Ich meinte daraufhin zu Dr. Masten, dass man, wenn man diesem Gedanken folge, die mit Triclosan einhergehende Gefährdung doch sicherlich deutlich zu hoch einstufe. »Relative Risiken sind schwer zu vermitteln«, gab er mir Recht. Die Gesundheitsgefährdung durch Triclosan sei für den Menschen wahrscheinlich gering, aber eigentlich, so führte er mir vor Augen, sollte man bei einem Produkt, das per se keinerlei Nutzen hat, kein noch so kleines Risiko akzeptieren.

Die unüberschaubare Menge fachkundiger Kosten-Nutzen-Analysen, die uns versichern, dass der Nutzen des Impfens deutlich größer ist als der Schaden, den es anrichten kann, scheint Impfängste nicht so einfach aus der Welt zu räumen. Schwerwiegende Nebenwirkungen einer Impfung treten sehr selten auf. Aber was »sehr selten« genau bedeutet, ist schwierig zu bestimmen, teilweise deswegen, weil eine mit Impfstoffen in Verbindung gebrachte Komplikation häufig dann auftritt, wenn bereits eine natürliche Infektion mit der Krankheit vorliegt, vor der der Impfstoff eigentlich schützen soll. Eine unter natürlichen Bedingungen auftretende Masern-, Mumps-, Röteln- oder Grippeinfektion kann immer zu einer Enzephalitis führen, einer Gehirnentzündung. Wie hoch die Enzephalitis-Quote in einer vollkommen gesunden und gegen keine Krankheiten geimpften Bevölkerung wäre, ist nicht bekannt. Wir wissen nur, dass eine Enzephalitis in einem von tausend Masernfällen und nach einer von drei Millionen Masern-Mumps-Röteln-Impfungen auftritt. Was so selten ist, dass die Wissenschaft bislang nicht definitiv sagen kann, ob Enzephalitis überhaupt vom Impfstoff ausgelöst wird oder nicht.

2011 veröffentlichte ein Gremium aus 18 medizinischen Fachleuten, die im Auftrag des *Institute of Medicine* 12 000 Impfstudien ausgewertet hatten, einen umfassenden Bericht zum Thema »unerwünschte Impfschäden«. Man fand belastbare Beweise dafür, dass der Masern-Mumps-Röteln-Impfstoff bei Menschen mit einem nicht intakten Immunsystem sehr selten die sogenannte Masern-Einschlusskörperchen-Enzephalitis auslösen kann. Auch kann der Impfstoff Ursache fieberbedingter Krampfanfälle sein, die aber im Normalfall nicht schwer verlaufen und zu keiner nachhaltigen Schädigung führen. Der Impfstoff gegen Windpocken kann – vor allem bei Menschen mit geschwächtem Immunsystem – Windpocken verursachen. Dazu können sechs weitere Impfstoffe bei hochgradig allergisch veranlagten Menschen zu einer anaphylaktischen allergischen Reaktion führen. Das Injizieren egal welchen Impfstoffs kann Ohnmacht und Muskelschmerz zur Folge haben, was aber nicht am Impfstoff, sondern am Akt der Spritzens selbst liegt.

Der Bericht führt aus, dass es – verglichen mit der Darstellung der Folgen einer Impfung – bedeutend schwerer ist darzustellen, welche Folgen eine Impfung eben verhindert. Während eine bestimmte Anzahl an Beweisen als Beleg für ein mögliches Ereignis ausreicht, gibt es für den Beweis, dass ein Ereignis eben nicht eingetreten ist, nie genug Belege. Und trotzdem empfiehlt das Expertengremium nach eingehender Betrachtung der Untersuchungsergebnisse, die

Theorie, dass der Masern-Mumps-Röteln-Impfstoff Autismus verursache, zu »verwerfen«. Der Bericht wurde zu einem Zeitpunkt veröffentlicht, als eine landesweite Untersuchung gerade erst ergeben hatte, dass ein Viertel aller befragten Eltern davon ausging, dass Impfstoffe Autismus auslösten. Und mehr als die Hälfte aller Eltern ihrer Sorge wegen schwerwiegender Impfnebenwirkungen Ausdruck verliehen hatten.

»Risikobewertungen – also die vom Menschen vorgenommene intuitive Beurteilung der Gefahren seiner Welt«, schreibt der Historiker Michael Willrich, »können eine hartnäckige Widerstandsfähigkeit gegenüber den Erkenntnissen von Experten an den Tag legen.« Wir neigen also nicht dazu, uns vor dem zu fürchten, was uns am wahrscheinlichsten Schaden zufügen wird. Wir fahren in Autos durch die Gegend. Wir trinken Alkohol, wir fahren Fahrrad, wir sitzen zu viel. Und wir pflegen Ängste vor Dingen, die – statistisch betrachtet – keine allzu große Gefahr für uns darstellen. Wir fürchten uns vor Haien, während Moskitos – betrachtet man die Todesfälle, die auf ihr Konto gehen – wahrscheinlich die gefährlichsten Lebewesen der Erde sind.

»Ob die Menschen wissen, welche Risiken viele und welche wenige Tote fordern?«, fragt der Rechtsgelehrte Cass Sunstein. »Nein, das wissen sie nicht. Vielmehr unterlaufen ihnen grobe Fehleinschätzungen.« Diese Beobachtung hat Sunstein von Paul Slovic, dem Autor von *The Perception of Risk*. Im Rahmen einer Studie, bei der verschiedene Todesursachen verglichen werden sollten, fand Slovic heraus, dass der Mensch zur Annahme tendiert, es gebe mehr durch Unfall als durch Krankheit und mehr durch Mord als durch Selbstmord verursachte Todesfälle – obwohl in beiden Fällen das Gegenteil stimmt. In einer anderen Studie schätzten die Befragten die Sterblichkeit wegen in den Medien präsenterer, spektakulärer Gefahren wie Krebs und Tornados deutlich zu hoch ein.

Diese Ergebnisse könnte man, wie Sunstein es tut, so interpretieren, dass die meisten Menschen in Sachen Risiko einfach oft falsch liegen. Aber Risikoempfinden hat ja möglicherweise gar nicht so viel mit quantifizierbarer Gefährdung, sondern eher mit nicht messbaren Ängsten zu tun. Schließlich sind unsere Ängste durchdrungen von unserer Geschichte und unserem Wirtschaftssystem, von gesellschaftlichen Machtverhältnissen und Stigmatisierungen, von Mythen und Alpträumen. Und genau wie bei anderen mit allem Nachdruck vertretenen Überzeugungen sind uns auch unsere Ängste lieb und teuer. Wenn wir auf Informationen treffen, die unseren Überzeugungen zuwiderlaufen, neigen wir laut einer von Slovics Studien dazu, eher die Informationen als uns selbst in Frage zu stellen.

Fahrräder, so berichtet die *New York Times*, sind »in mehr Unfälle verwickelt als jeder andere Konsumartikel – dicht gefolgt von Betten«. Was mich nicht großartig alarmiert, obwohl ich eine regelmäßige Nutzerin sowohl von Betten als auch von Fahrrädern bin. Ich kutschiere meinen Sohn im Fahrradkindersitz durch die Gegend und lasse ihn in meinem Bett schlafen, den von den Gesundheitsbehörden aufgehängten Plakaten zum Trotz, auf denen mit Schlachtermessern zusammen im Bett liegende Babys abgebildet sind ergänzt durch den warnenden Hinweis: »So gefährlich kann es sein, wenn Ihr Baby in Ihrem Bett schläft.« Dass Menschen wie ich – so haben Wissenschaftler beobachtet – statistisch gegebene Risiken ignorieren, wird zumindest teilweise dem Unwillen geschuldet sein, sich das Leben von Gefahren vorschreiben zu lassen. Wir schlafen mit unseren Babys in einem Bett, weil aus unserer Perspektive die Vorteile die Risiken überwiegen. Seit der Geburt meines Sohnes, die eine weitaus größere Gefahr für meine Gesundheit darstellte, als ich mir das zu Beginn meiner Schwangerschaft hätte vorstellen können, hat die Idee von den Risiken, die einzugehen es wert sind, für mich eine neue, größere Bedeutung. »Kinder zu haben«, meint ein Freund mit bereits älteren Kindern, »ist überhaupt das größte Risiko, das man eingehen kann.«

Sunstein stellt die Überlegung an, dass es für Menschen vielleicht weniger wichtig sein könnte, »ob sie im Hinblick auf die Fakten Recht haben, sondern, ob sie Angst haben oder nicht«. Und die Menschen scheinen Angst zu haben. Wir schließen unsere Türen ab und nehmen unsere Kinder aus den öffentlichen Schulen, wir kaufen Waffen und desinfizieren rituell unsere Hände, um eine große Bandbreite an Ängsten zu zerstreuen, von denen die meisten im Grunde Ängste vor anderen Menschen sind. Und trotzdem ist unser alltägliches Handeln ständig von Leichtsinn geprägt. Aus Jux und Dollerei berauschen wir uns, *we get intoxicated*, eine Wendung, die dem lateinischen Wort für *Gift* entlehnt ist. Aufgrund dieser Widersprüchlichkeit befürchtet Sunstein, dass auf den Prioritäten der Allgemeinheit fußende Gesetze einem Muster aus »Paranoia und Ignoranz« zuneigen. Dass minimale Risiken viel zu viel, vordringliche Bedrohungen aber viel zu wenig Aufmerksamkeit bekommen.

Die Theoretikerin Eve Sedgwick hat die Beobachtung gemacht, dass Paranoia tendenziell ansteckend ist. Sie bezeichnet Paranoia als »starke Theorie« und meint damit eine umfassende, reduktive, andere Ansichten ersetzende Theorie. Zudem geht Paranoia sehr häufig als Informiertheit durch. Sedgwick stellt fest, dass »Theoriebildung, die nicht von einem paranoid-kritischen Standpunkt aus betrieben wird, mittlerweile als naiv, frömmlerisch oder zu sanftmütig und wohlwollend erscheint«. Sie hält paranoides Denken gar nicht grundsätzlich für wahnhaft oder falsch, sie findet nur, dass auch Ansätze, die nicht ganz so stark in der Skepsis verwurzelt sind, ihren Wert haben. Sie schreibt: »Paranoia weiß über manches sehr gut und über anderes sehr schlecht Bescheid.«

Mit dem Begriff der *intuitiven Toxikologie* beschreibt Slovic, wie die meisten Menschen das Risiko von Chemikalien bewerten. Seine Forschung unterscheidet sich methodologisch stark von der der meisten Toxikologen und fördert tendenziell gänzlich andere Ergebnisse zutage. Für Toxikologen nämlich macht »die Dosis das Gift«. Im Übermaß kann jede Substanz giftig sein. In sehr hohen Dosen ist beispielsweise auch Wasser für den Menschen tödlich, 2002 starb ein Läufer beim Boston-Marathon an Hyperhydratation. Die meisten Menschen aber bewerten eine Substanz lieber als entweder gefährlich oder eben ungefährlich, und zwar unabhängig von der Dosis. Und diese Ansicht wird dann auch auf Kontakt übertragen, sodass jeder Kontakt mit einer Chemikalie, egal wie zeitlich oder räumlich begrenzt er ausfällt, als schädlich eingestuft wird.

Bei seinen Untersuchungen dieser Denkweise kommt Slovic zu dem Schluss, dass Menschen, die nicht Toxikologen sind, auf Giftigkeit ein »Gesetz der Verseuchung« anwenden. Weil schon ein kurzer Kontakt mit einem mikroskopisch kleinen Virus zu lebenslanger Erkrankung führen kann, gehen wir davon aus, dass auch der Kontakt mit einer schädlichen Chemikalie – egal in welcher Menge – unseren Körper nachhaltig kontaminiert. Slovic beobachtet: »Es ist wie lebendig zu sein oder schwanger: Man ist entweder verseucht oder eben nicht verseucht. Es geht nur ganz oder gar nicht.«

Die Angst vor der Kontamination beruht auf dem in unserer wie auch in anderen Kulturen weit verbreiteten Glauben, dass durch Kontakt ein Wesenskern übertragen werden kann. Der Kontakt mit einem Schadstoff, so denken wir, schädigt uns ein für alle Mal. Und die Schadstoffe, die wir am meisten fürchten, sind Produkte unserer eigenen Hände. Auch wenn Toxikologen in diesem Punkt eher abweichender Meinung sind, halten viele Menschen in der Natur vorkommende Chemikalien für wesentlich weniger schädlich als industriell hergestellte. Im Widerspruch zur Beweislage scheinen wir zu glauben, dass die Natur durch und durch philanthropisch ist.

Ein Teil der Attraktivität alternativer Medizin ist nicht nur ihrer alternativen Philosophie und ihren alternativen Behandlungsmethoden, sondern auch ihrer alternativen Sprache geschuldet. Fühlen wir uns verunreinigt, wird uns Reinigung geboten. Empfinden wir Mangel, werden uns Ergänzungsmittel geboten. Fürchten wir uns vor Giftstoffen, wird uns Entschlackung geboten. Haben wir Angst, im Alter zu rosten, also auch ganz physisch zu oxidieren, machen Antioxidantien uns Mut. Es sind Metaphern im Umlauf, die unsere tiefsitzendsten Ängste ansprechen. Und die Sprache der alternativen Medizin hat verstanden, dass wir, wenn es uns schlecht geht, etwas unzweideutig Gutes wollen.

Die meisten auf dem Markt befindlichen Arzneimittel sind mindestens so schlecht für uns, wie sie gut sind. Wie mein Vater es gewohnheitsmäßig formuliert: »In der Medizin gibt es nur sehr wenige perfekte Therapien.« So viel Wahrheit da auch dran sein mag: Die Vorstellung, dass unsere Medizin genauso mängelbehaftet ist wie wir selbst, ist nicht gerade tröstlich. Und wenn es denn Trost ist, den wir uns sehnlichst wünschen, dann ist eines der stärksten Heilmittelchen, die die alternative Medizin im Angebot hat, das Wort *natürlich*. Dieses Wort enthält die Möglichkeit einer von menschlichen Begrenztheiten nicht betroffenen, ausschließlich von der Natur, von Gott oder vielleicht vom Intelligent Design entworfenen Arznei. Im medizinischen Kontext bedeutet *natürlich* mittlerweile *rein, sicher* und *ungefährlich.* Und trotzdem ist der häufige Gebrauch dieses Begriffs als Synonym für *gut* mit fast absoluter Sicherheit Ergebnis unserer tiefgreifenden Entfremdung vom Natürlichen.

Der Umweltaktivist Wendell Berry schreibt: »Je künstlicher eine menschliche Umwelt wird, umso mehr wird das Wort ›natürlich‹ offenkundig zu einem Ausdruck der Wertschätzung.« Und er argumentiert weiter: »[W]enn wir die menschliche und die natürliche Ökonomie als notwendig gegensätzlich oder feindlich betrachten, und sei es vom naturschützerischen Standpunkt aus, [beschwören wir] damit genau den Gegensatz, der beide zu zerstören droht. Das Wilde und das Zivilisierte erscheinen heute oft als isolierte, einander entfremdete Werte. Doch sie sind keine sich gegenseitig ausschließenden Pole wie Gut und Böse. Es kann einen kontinuierlichen Übergang zwischen ihnen geben, und es muss einen geben.«

Kindern die Möglichkeit zu geben, sich »natürlich«, also ohne Impfung, gegen ansteckende Krankheiten zu immunisieren, ist für einige ein reizvolles Modell. Einen Großteil seiner Attraktivität verdankt es der Annahme, dass Impfstoffe per se unnatürlich sind. Dabei kommen Impfstoffe aus eben jener Zwischenwelt zwischen Mensch und Natur – Berry würde sie vielleicht als ein von Wald umsäumtes, gemähtes Feld beschreiben. Eine Impfung ist eine Art Domestizierung von etwas Wildem, sie setzt unsere Fähigkeit voraus, einen Virus zu zügeln und gefügig zu machen wie ein Pferd, und trotzdem hängt ihre Wirkung von der natürlichen Reaktion unseres Körpers auf dieses einstmals Wilde ab.

Die Antikörper, die als Folge einer Impfung zu Immunität führen, werden im menschlichen Körper hergestellt und nicht in Fabriken. Die Autorin Jane Smith schreibt: »In der pharmazeutischen Welt verläuft ein scharfer Trennstrich zwischen Biologika und Chemikalia – zwischen Medikamenten, die aus Lebendsubstanzen, und Medikamenten, die aus chemischen Bestandteilen gewonnen werden.« Indem Impfstoffe aus ehemals lebendigen oder noch lebenden Organismen zusammengesetzt sind, regen sie das Immunsystem dazu an, für seinen eigenen Schutz zu sorgen. Die lebenden Viren in Impfstoffen werden abgeschwächt, manchmal, indem sie erst den Körper von Tieren durchwandern, damit sie es nicht mehr schaffen, einen gesunden Menschen zu infizieren. Der unnatürlichste Aspekt einer Impfung ist der, dass eine Impfung – wenn alles gut geht – eben keine Krankheit in einen Körper einschleust, also eben nicht krank macht.

Ansteckungskrankheiten sind einer der zentralsten Mechanismen natürlicher Immunität. Egal, ob wir krank sind oder gesund: Ständig durchwandern Krankheiten unseren Körper. »Wahrscheinlich sind wir eigentlich ständig leicht krank«, schreibt ein Biologe, »aber richtig schwer erkranken tun wir doch nur sehr selten.« Wenn sich die latente Dauerkrankheit wirklich als Erkrankung manifestiert, finden wir das unnatürlich – im Sinne von »dem natürlichen Lauf der Dinge entgegengesetzt«. Wenn die Finger eines Kindes durch eine Haemophilus-influenzae-b-Infektion schwarz werden, wenn Tetanus bei einem Kind Kiefersperre und Körperstarre auslöst, wenn ein Baby Keuchhusten hat und bellend nach Luft ringt, wenn Kinderbeine vom Polio krumm und verkümmert sind – dann scheint uns Krankheit wirklich nichts Natürliches mehr zu sein.

Vor Christopher Kolumbus' Landung auf den Bahamas gab es die epidemischen Krankheiten Europas und Asiens in Amerika nicht. Es gab keine Pocken, keine Hepatitis, keine Masern, keine Grippe. Die Bakterien, die Diphtherie, Tuberkulose, Cholera, Typhus und Scharlach auslösen, waren in dieser Hemisphäre sämtlich unbekannt. »Die erste dokumentierte Epidemie – möglicherweise handelte es sich um die Schweinegrippe – wütete 1493«, schreibt Charles Mann in seinem Buch *Kolumbus' Erbe. Wie Menschen, Tiere, Pflanzen die Ozeane überquerten und die Welt von heute schufen.* Ab diesem Jahr sollten von den Europäern eingeschleppte Regenwürmer und Honigbienen die Ökologie Amerikas ein für alle Mal verändern, Nutzvieh und Apfelbäume sollten die Landschaft transformieren und neuartige Krankheiten die Bevölkerung dezimieren. Innerhalb der nächsten zweihundert Jahre fielen mindestens drei Viertel der amerikanischen Ureinwohner Krankheiten zum Opfer. In Anbetracht dieser Ereignisse kommt der Begriff »natürlich« eindeutig denjenigen entgegen, die in der Folge des Massensterbens das Land kolonisierten, aber die ursprüngliche Definition von »natürlich« – also »nicht menschengemacht oder vom Menschen ausgelöst« – wird nicht erfüllt. Das Ökosystem Amerikas kann nicht mehr zurückversetzt werden in seinen präkolumbischen Zustand, weswegen unsere Bemühungen, epidemische Krankheiten durch Impfung einzudämmen, vielleicht ein tastender Versuch sind, Lebensraum wiederherzustellen.

»Die Geschichte der letzten Jahrhunderte hat düstere Kapitel: Die Bisons auf den Prärien des Westens wurden abgeschlachtet; Schützen, die ihre Beute auf dem Markt feilboten, richteten ein Blutbad unter den Küstenvögeln an, und die Reiher wurden um ihrer Federn willen beinahe ausgerottet«, schrieb Rachel Carson in *Der stumme Frühling.* Carson verfasste ihr berühmtes Buch in den späten 1950er Jahren, in einem Augenblick, in dem die atomare Bedrohung in aller Munde war. Eine »neue Art ›Niederschlag‹«, so warnte sie, würde das nächste dieser düsteren Kapitel sein. Die zum Teil ursprünglich für den Krieg entwickelten Schädlings- und Unkrautvernichtungsmittel der Nachkriegsindustrie wurden damals von Flugzeugen auf große Acker- und Waldflächen gesprüht. Eines davon, DDT, schaffte es bis ins Grundwasser, reicherte sich in den Fischbeständen an und tötete Vögel.

Über fünfzig Jahre später kommt DDT immer noch in Fischen und Vögeln auf der ganzen Welt vor, genauso wie in der Milch stillender Mütter.

In der Folge der Veröffentlichung von *Der stumme Frühling* im Jahr 1962 wurde die US-Umweltschutzbehörde Environmental Protection Agency gegründet und DDT in den USA verboten. Durch das Buch erlangte die Vorstellung, die Gesundheit des Menschen hänge von der Gesundheit des Ökosystems als Ganzem ab, weite Verbreitung, obwohl Carson selbst das Wort *Ökosystem* gar nicht verwendete. Sie sprach lieber in der Metapher eines »Netzwerkes lebendiger Beziehungen«, welches im Falle einer Störung ein warnendes Beben in das ganze Netz aussendet. Carsons Biographin Linda Lear schreibt: »*Der stumme Frühling* bewies, dass unsere Körper keine klaren Grenzen haben.«

Aber auch ohne diese Grenzen ist DDT nicht eins zu eins das, was Carson befürchtete. Carson warnte vor DDT als omnipräsentem Krebserreger. Diese These allerdings ließ sich nach einigen Jahrzehnten der DDT-Beforschung im Anschluss an die Veröffentlichung von *Der stumme Frühling* nicht halten. Mehrere an Fabrik- und Landarbeitern mit häufigem DDT-Kontakt durchgeführte Studien konnten keinen Zusammenhang zwischen DDT und Krebs feststellen. Und auch in Studien zu spezifischen Krebsarten fanden sich keinerlei Beweise dafür, dass DDT das Brustkrebs-, Lungenkrebs-, Hodenkrebs-, Leberkrebs- oder Prostatakrebsrisiko erhöht. Als ich meinem Vater davon erzählte, der selbst Onkologe ist, erinnerte er sich daran, wie in seiner Jugend von Lastwagen aus DDT über seine gesamte Heimatstadt versprüht wurde. Während des Sprühvorgangs musste er mit seinen Geschwistern im Haus bleiben, aber sobald die Lastwagen weg waren, rannten sie wieder zum Spielen hinaus – während das DDT noch von den Blättern tropfte und der Geruch nach Chemie noch in der Luft lag. Für ihn spielt es keine Rolle, dass Carson die von DDT ausgehende Gefahr hier und da vielleicht überbewertet und nicht alles mit absoluter Korrektheit dargestellt hat. Sie habe, so meint er, »einen guten Job gemacht«, denn sie habe uns aufgeweckt.

»Nur wenige Bücher haben die Welt nachhaltiger verändert«, befindet auch die Journalistin Tina Rosenberg in der *New York Times*. Sie schreibt: »DDT hat Weißkopfseeadler getötet, weil diese Gift so hartnäckig in der Umwelt verbleibt. Heute ist es *Der stumme Frühling* selbst, der nicht mehr aus dem Bewusstsein verschwindet und so Kinder in Afrika tötet.« Schuld daran hat wahrscheinlich gar nicht so sehr das Buch, sondern eher wir, die Erben des *Stummen Frühlings*. Wie auch immer: In einigen Ländern, in denen DDT nicht mehr gegen Moskitos eingesetzt wird, ist Malaria wieder gehäuft aufgetreten. Zurzeit stirbt eines von zwanzig Kindern in Afrika an der Malaria, ein noch höherer Prozentsatz behält von der Krankheit einen Gehirnschaden zurück. Weil es weiterhin keinen brauchbaren Malaria-Impfstoff gibt, kommen immer noch unwirksame Behandlungsmethoden, giftige Prophylaxen und umweltschädliche Insektizide zum Einsatz.

In einigen Gegenden der Welt ist DDT leider bis heute eines der effektivsten Mittel, um Malaria einzudämmen. In einigen Teilen Südafrikas, wo es einmal pro Jahr auf die Innenwände der Häuser aufgetragen wird, hat DDT die Malaria fast ausgerottet. Verglichen mit den Millionen von besprühten Quadratkilometern Land in den USA früher ist die Umweltbelastung bei dieser Maßnahme relativ überschaubar. Trotzdem: DDT ist und bleibt eine suboptimale Lösung – das Mittel wird nur von wenigen Firmen produziert, Geldgeber stellen ungern finanzielle Mittel dafür bereit, und viele Länder schrecken vor dem Einsatz einer Chemikalie zurück, die anderswo verboten ist. Rosenberg schreibt: »Wahrscheinlich ist die Ausrottung dieser Krankheit in den reichen Ländern das Schlimmste, was den armen Ländern beim Thema Malaria je passiert ist.«

Über Kolonisierung und Sklavenhandel kam Malaria nach Amerika, wo die Krankheit sogar hoch oben im Norden, beispielsweise in Boston, regelmäßig auftrat. Sie hatte Amerika zwar nie so fest im Griff wie Afrika, aber sie hierzulande auszurotten war trotzdem nicht einfach. Anfang der 1920er Jahre wurden tausende Kilometer von Gräben gegraben, Sümpfe trockengelegt, Fenstergitter angebracht und tonnenweise arsenhaltiges Insektenvernichtungsmittel verspritzt. Alles zu dem Zweck, Brutareale zu zerstören und den Malaria übertragenden Moskitos empfindliche Schläge beizubringen. In einer groß angelegten letzten Aufbietung aller Kräfte wurde auf die Wände von Millionen Häusern DDT aufgetragen, dazu wurden aus Flugzeugen Insektizide versprüht, was dazu führte, dass die Malaria in den USA 1949 tatsächlich ausgerottet war. Was wiederum einen nicht unerheblichen Beitrag zu unserem Wirtschaftswachstum leistete. Der Wirtschaftswissenschaftler Matthew Bonds von der Medizinischen Fakultät in Harvard vergleicht die globalen Auswirkungen von Krankheiten mit weit verbreiteter Kriminalität oder korrupten Regierungen. Er schreibt: »Infektionskrankheiten sind eine systematische Entwendung von Humankapital.«

»Der reinste Katalog an Krankheiten!«, beklagte sich Carson einem Freund gegenüber, als sie aufgrund einer Augenentzündung ihr Geschriebenes nicht mehr lesen konnte. Sie war in ihrer Arbeit an *Der stumme Frühling* bereits von einem Geschwür, einer Lungenentzündung, einer Staphylokokkeninfektion und zwei Tumoren gebremst worden. Von dem Krebs, dem sie kurz nach der Veröffentlichung von *Der stumme Frühling* erlag, erzählte sie niemandem. Sie wollte nicht den Eindruck erwecken, beim Schreiben von irgendetwas anderem motiviert gewesen zu sein als von der rein wissenschaftlichen Beweislast. Und so konnte man von ihrem persönlichen Kampf mit dem Krebs nur zwischen den Zeilen lesen, in denen es um die immer weniger werdenden Weißkopfseeadler ging, um Eier, aus denen nichts schlüpfte, und um Rotkehlchen, die tot auf dem Rasen der Vorstädte lagen.

Obwohl Carson die These aufstellte, DDT sei krebserregend, stellte sie doch nicht in Abrede, dass das Mittel auch zur Krankheitsprävention taugt. Sie schrieb: »Kein verantwortungsbewusster Mensch wird behaupten, dass man sich um Krankheiten, deren Träger Insekten sind, nicht zu kümmern brauche.« Aber Chemikalien, so ihr Vorschlag, sollten lieber gegen wahre Bedrohungen zum Einsatz kommen als wegen »erdichtete[r] Situationen«. Sie plädierte für den wohlinformierten, besonnenen Einsatz von Chemikalien, nicht für Gleichgültigkeit gegenüber Kindern in Afrika. Die Eindrücklichkeit, die ihr Buch bis heute hat, ist allerdings weniger seinen zarten Zwischentönen geschuldet als vielmehr seinem Vermögen, uns in Angst und Schrecken zu versetzen.

Am Anfang von *Der stumme Frühling* steht »Ein Zukunftsmärchen«, in dem Carson eine idyllische Landschaft voller Eichen, Farne und Wildblumen imaginiert, die sich in rasender Geschwindigkeit in eine apokalyptische, von Vogelgesang verlassene Wüstenei verwandelt. Auf den folgenden Seiten erkranken Orangenpflücker, eine sich vor Spinnen ekelnde Hausfrau bekommt Leukämie, und ein Junge, der seinem vom Kartoffelfeld heimkehrenden Vater entgegenläuft, stirbt noch in derselben Nacht an einer Pestizidvergiftung. Es ist eine Horrorstory, in der ein menschengemachtes Geschöpf zum Monster wird und sich gegen den Menschen wendet. Wie Dracula bewegt sich dieses Monster als Nebelschleier durch die Luft und liegt schlafend in der Erde. Und wie die Dracula-Story hängt auch die Dramatik des *Stummen Frühlings* an starken symbolischen Gegensätzen: gut vs. böse, menschlich vs. nichtmenschlich, natürlich vs. unnatürlich, alt vs. neu. Das Monster in Dracula hat uralte Wurzeln, im *Stummen Frühling* nimmt das Böse die Gestalt des modernen Lebens an.

Triclosan zerstört die Umwelt und vergiftet uns schleichend. Dessen war ich mir sehr schnell sicher, nachdem ich angefangen hatte, über seine Toxizität zu lesen. Kurz darauf dachte ich: Triclosan ist für Menschen ungefährlich und keine ernstzunehmende Bedrohung für die Umwelt. Weil ich nicht wusste, wie ich die Daten zu interpretieren hatte, rief ich den Autor einer der Studien an, die ich gelesen hatte, ein freundlich klingender, bei der Arzneimittelzulassungsbehörde angestellter Wissenschaftler. Ich schilderte mein Problem, und er meinte, er würde mir gern helfen, dürfe aber nicht mit der Presse sprechen. Auf den Gedanken, ich könne »die Presse« sein, war ich noch gar nicht gekommen, obwohl ich damals gerade an einem Artikel für das *Harper's Magazine* schrieb.

Frustriert legte ich auf und schlief ein, mit dem Gesicht auf einem Stapel von Texten zur Herdenimmunität. Als ich aufwachte, klebte Druckerschwärze an meiner Wange. Zu entziffern war »munity«, entlehnt von dem lateinischen Adjektiv *munis* für *dienstwillig* oder *eilfertig*. »Eigentlich schreibst du ja über *munity*, nicht über *immunity*«, meinte ein paar Monate später eine Kollegin zu mir. Das fand ich einleuchtend – obwohl ich ja im Grunde über beides schrieb.

Nachdem ich es nicht geschafft hatte herauszufinden, wie gut oder schlecht Triclosan nun wirklich ist, fuhr ich mit dem Fahrrad zum Kindergarten meines Sohnes. Auf dem Weg begann es zu regnen. Meinen lachenden Sohn auf dem Arm, rannte ich vom Kindergarten zur Bibliothek durch den Regen. Drinnen schoss mein Sohn durch die Regalreihen und schnappte sich wahllos Bilderbücher, während mich immer noch die Frage beschäftigte, ob ich jetzt »die Presse« war oder nicht. Diese Frage schien – in einem weiteren Sinne – auch die Frage nach meiner Zugehörigkeit zu stellen. Für mein Gefühl gehöre ich nicht zur Presse, obwohl meine Texte in Presseerzeugnissen erscheinen. Und wenn das Gegenteil von »die Presse« »der Dichter« ist, dann bin ich beides.

Mein Sohn kam zu mir mit einem Buch über ein auf der Erde gestrandetes Alienbaby, dessen Sprache niemand spricht, einem Buch über eine in einer Vogelfamilie lebende Fledermaus, die niemanden hat, der auch mit dem Kopf nach unten hängt, und einem Buch über einen Affen, der von den anderen aufgezogen wird, weil er auf zwei Beinen läuft und nicht auf allen vieren. Mein Sohn fand den Titel des Buchs sehr witzig – *Gakky Two-Feet* –, aber den zentralen Konflikt kapierte er nicht. Warum, fragte er, störe es denn die anderen Affen, wenn Gakky auf zwei Beinen laufe? »Sie fühlen sich bedroht, weil er anders ist«, meinte ich. »Was heißt *bedroht?*«, fragte er.

Für die Definition von *bedroht* brauchte ich eine ganze Weile, weil ich von den Büchern vor meiner Nase abgelenkt wurde. Zugehörigkeit ist ein gängiges Thema in Kinderbüchern, vielleicht gehört es auch zur Kindheit als solcher, aber ich war dann doch überrascht, dass es hier einfach überall ums Gleiche ging: um das Problem von »wir« vs. »sie«. Die Fledermaus gehört nicht richtig zu den Vögeln, obwohl sie bei ihnen lebt, und das Alien fühlt sich auf der Erde nicht zu Hause. Am Ende kommt die Fledermaus wieder zu ihrer Fledermausmutter und das Alien wird von seinen Alien-Eltern gerettet, aber ein paar Fragen bleiben: »Wie kann es sein, dass wir so unterschiedlich sind und uns doch so ähnlich fühlen?«, fragt einer der Vögel die Fledermaus. »Und wieso fühlen wir uns so unterschiedlich und sind uns doch so ähnlich?«, fragt ein anderer.

Auch wenn Fledermäuse und Vögel vielleicht ganz unterschiedlichen biologischen Klassen angehören, können sie doch – und das versteht jedes Kind – beide fliegen. *Stellaluna*, das Buch über die Fledermaus, erlaubt sich schon eine gehörige Menge kategorialer Verwirrung, überschreitet Grenzen. Aber trotzdem beharrt das Denken in den Kategorien »wir« und »sie« auf festen Zugehörigkeiten und lässt keinen Raum für ambivalente Identitäten oder Outsider-Insider. Fledermaus-Vogel-Allianzen sind genauso wenig vorgesehen wie an fremden Orten ansässige Außerirdische oder mitten im evolutionären Prozess steckende Affen. So wird aus »wir vs. sie« das, wovor schon Wendell Berry warnte: ein »Gegensatz, der beide [die menschliche und die natürliche Ökonomie; Anm. d. Übers.] zu zerstören droht«.

»Ich weiß, Sie sind auf meiner Seite«, meinte ein Immunologe zu mir, als wir uns über Impfpolitik unterhielten. Eigentlich war ich gar nicht seiner Meinung, fühlte mich aber auf jeder der beiden Seiten – so, wie er sie mir dargestellt hatte – unwohl. Die Debatte über das Impfen wird häufig auf eine Art geführt, die den von der Wissenschaftsphilosophin Donna Haraway geprägten Begriff der »problematischen Dualismen« sehr passgenau erscheinen lässt: Die Wissenschaft wird gegen die Natur ausgespielt, das Öffentliche gegen das Private, die Wahrheit gegen die Illusion; das Eigene tritt an gegen das Andere, das Denken gegen das Fühlen und der Mann gegen die Frau.

Manchmal wird im Falle des Streits übers Impfen auch die Metapher eines »Kriegs« zwischen Müttern und Ärzten herangezogen. Abhängig davon, wer diese Metapher verwendet, werden die kriegführenden Parteien als unwissende Mütter vs. gebildete Ärzte, als intuitive Mütter vs. vernunftbetonte Ärzte, als fürsorgliche Mütter vs. herzlose Ärzte oder als irrationale Mütter vs. rationale Ärzte charakterisiert – wobei es vor sexistischen Stereotypen nur so wimmelt.

Vielleicht könnten wir, statt einen Krieg herbeizufantasieren, in dem letzten Endes wir gegen uns selbst kämpfen, eine Welt akzeptieren, in der alle irrationale Rationalisten sind. In dieser Welt sind wir sowohl mit der Natur als auch mit der Technologie verbandelt. Wir sind alle »Cyborgs, Hybride, Mosaike, Chimären«, wie Haraway in ihrer provokanten feministischen Schrift »Ein Manifest für Cyborgs« ausführt. Haraway malt sich eine Cyborg-Welt aus, »in der niemand mehr seine Verbundenheit und Nähe zu Tieren und Maschinen zu fürchten braucht und niemand mehr vor dauerhaft partiellen Identitäten und widersprüchlichen Positionen zurückschrecken muss«.

Der Cyborg-Gelehrte Chris Hables Gray stellt die These auf, dass eigentlich alle geimpften Menschen Cyborgs sind. Unsere Körper seien programmiert, auf Erkrankung zu reagieren, und würden von technologisch veränderten Viren modifiziert. Als Cyborg und stillende Mutter schließe ich meinen modifizierten Körper an den Mechanismus einer Milchpumpe an, um mein Kind mit dem allerprimitivsten Nahrungsmittel zu versorgen. Auf meinem Fahrrad bin ich teils Mensch, teils Maschine, eine Kollaboration, die mich der Verletzungsgefahr aussetzt. Unsere Technologien erweitern und gefährden uns. Ob gut oder schlecht: Sie sind Teil von uns, was genauso unnatürlich wie natürlich ist.

Als eine Freundin mich vor Jahren fragte, ob die Geburt meines Sohnes eine »natürliche« Geburt gewesen sei, war ich versucht zu sagen, es sei eine animalische Geburt gewesen. Dass ich, als das Köpfchen sich zeigte, mit meinen eigenen Händen versuchte, mein Fleisch auseinanderzureißen und ihn aus meinem Körper herauszubringen. Zumindest hat man mir das so erzählt, ich selbst erinnere mich daran nicht – ich erinnere mich nur noch an den Druck und die Dringlichkeit des Augenblicks. Ich war gleichzeitig Mensch und Tier. Oder weder das eine, noch das andere – so wie jetzt auch. »Wir sind nie Mensch gewesen«, behauptet Haraway. Und modern wahrscheinlich auch nicht.

Impfen ist ein Vorläufer der modernen Medizin, nicht ihr Ergebnis. Seine Wurzeln hat es in der Volksheilkunde – die ersten Menschen, die geimpft haben, waren Bauern. Im 18. Jahrhundert hatten Melkerinnen in England Gesichter, die von den Pocken unversehrt waren. Niemand wusste warum, aber alle konnten sehen, dass es so war. In jener Zeit erkrankte so gut wie jeder Mensch in England an den Pocken, und viele der Überlebenden trugen die Narben der Krankheit im Gesicht. Der Volksweisheit nach steckte sich eine Melkerin, wenn sie eine von Kuhpocken übersäte Kuh molk und danach selbst Pusteln auf den Händen bekam, nicht mit den eigentlichen Pocken an, noch nicht mal wenn sie während einer Welle der Epidemie andere Erkrankte pflegte.

Gegen Ende des Jahrhunderts, als die Spindeln in den Spinnereien, angetrieben von den Wasserrädern der industriellen Revolution, gerade zu drehen begannen, fiel auch Ärzten die Wirkung der Kuhpocken bei den Melkerinnen – und generell bei allen, die Kühe molken – auf. Während der Pockenepidemie von 1774 nahm ein Bauer, der selbst schon die Kuhpocken gehabt hatte, eine Stopfnadel und stieß damit den Eiter einer kranken Kuh seiner Frau und seinen beiden kleinen Söhnen in die Arme. Die Nachbarn des Bauern waren entsetzt. Der Arm der Frau wurde rot und schwoll an, dann war sie kurz krank, genas aber vollständig, während bei den Jungen die Reaktion von vornherein mild ausfiel. Im

Laufe ihres langen Lebens gerieten sie noch viele Male in direkten Kontakt mit den Pocken, gelegentlich sogar absichtlich, um ihre Immunität unter Beweis zu stellen, aber sie steckten sich kein einziges Mal an.

Zwanzig Jahre später entnahm der Landarzt Edward Jenner einer Pustel auf der Hand einer Melkerin Eiter und kratzte ihn in den Arm eines achtjährigen Jungen. Der Junge bekam Fieber, wurde aber nicht pockenkrank. Hierauf brachte Jenner den Jungen mit den echten Pocken in Kontakt, und er steckte sich nicht an. Davon ermutigt wiederholte Jenner sein Experiment mit Dutzenden weiteren Menschen, darunter auch mit seinem eigenen Sohn, der noch ein Baby war. Binnen Kurzem war das Verfahren unter Jenners Begriff für die Kuhpocken bekannt, *variolae vaccinae*, den er dem lateinischen Wort für *Kuh (vacca)* entlehnt hatte, jenes Tier, das so der Impfung (Vakzination) ein für alle Mal seinen Stempel aufdrückte.

Jenner hatte genügend Beweise, *dass* das Impfen funktionierte, aber er wusste nicht, *warum* es das tat. Seine Erfindung basierte auf bloßer Beobachtung, nicht auf theoretischer Herleitung. Erst hundert Jahre später wurde das erste Virus identifiziert – und noch viel später war die Ursache der Pocken bekannt. Chirurgen hatten zu dem Zeitpunkt noch keine Betäubungsmittel zur Hand, und sie sterilisierten auch ihre Gerätschaften nicht. Es würde noch fast hundert Jahre dauern, bevor die Keimtheorie allgemein anerkannt war, und in über hundert Jahren erst wurde aus einem Pilz Penicillin gewonnen.

Dabei war der einer Impfung zugrundeliegende Vorgang noch nicht mal neu, als ein furchtloser Milchbauer mit einer Stopfnadel seine Kinder impfte. Zu jenem Zeitpunkt war die Variolation, also die Praxis der vorsätzlichen Infizierung einer Person mit Pocken zum Zweck der Vorbeugung einer schweren Erkrankung durch einen abgeschwächten Krankheitsverlauf, in England zwar noch relativ unbekannt, wurde in China und Indien allerdings bereits seit Hunderten von Jahren angewandt. Amerika erreichte die Variolation von Afrika aus. Dem puritanischen Minister Cotton Mather wurde das Verfahren von seinem libyschen Sklaven Onesimus erklärt. Als Mather ihn fragte, ob er jemals die Pocken gehabt habe, antwortete er: »Ja und nein.« Er war als Kind mit Pocken geimpft worden, wie viele andere in Afrika geborene Sklaven.

Mather, der seine Frau und seine drei Kinder an die Masern verloren hatte, überzeugte einen vor Ort ansässigen Arzt davon, zwei Sklaven und seinen jungen Sohn zu impfen, als 1721 in Boston eine Pockenepidemie ausbrach. Nachdem diese ersten drei Patienten wieder gesund wurden, machte der Arzt weiter und impfte mehrere Hundert Personen, deren Überlebenschance sehr viel höher ausfallen sollte als die nichtgeimpfter Menschen. Mather, selbst Urheber eines Berichts über die Salemer Hexenprozesse, der sogar zu seiner Zeit als übereifrig empfunden wurde, fing an zu predigen, die Variolation sei ein Geschenk Gottes, was damals eine derart unpopuläre Ansicht war, dass eine Brandbombe durch sein Fenster flog. Die mitgelieferte Nachricht lautete: »Cotton Mather, du Hund! Verflucht sollst du sein! Jag dir doch lieber gleich Feuer in die Adern!«

Ungefähr zur selben Zeit wurde die Variolation in England durch Mary Wortley Montagu eingeführt, die ihren sechsjährigen Sohn und ihre zweijährige Tochter impfen ließ, nachdem sie diese Praxis in der Türkei beobachtet hatte. Montagu, die Ehefrau eines britischen Botschafters, hatte ihren Bruder an die Pocken verloren, und ihr eigenes Gesicht war von der Krankheit schwer vernarbt. Die Prinzessin von Wales, die selbst die Pocken überlebt hatte, veranlasste testweise die Variolation an zum Tode verurteilten Gefangenen.

Alle gegen die Pocken immunisierten Gefangenen überlebten und wurden im Gegenzug für die ihnen zuteilgewordenen Unannehmlichkeiten freigelassen. Die Prinzessin, die später, als ihr Ehemann zu Georg II. wurde, Königin wurde, ließ alle ihre sieben Kinder impfen.

Als Voltaire 1733 seine *Briefe die Engländer und anderes betreffend* veröffentlichte, wurde die Variolation in England breitflächig praktiziert, in Frankreich allerdings immer noch gefürchtet. Voltaire, selbst Überlebender einer schweren Pockeninfektion, behauptete: »Zwanzigtausend Personen, welche 1723 zu Paris an den Kinderblattern starben, würden noch am Leben sein«, wenn denn die Franzosen die Maßnahme der »Einpfropfung« so bereitwillig eingeführt hätten wie die Engländer.

Als Voltaire »Von der Einpfropfung der Kinderblattern« schrieb [dieser Brief wurde unter dem Titel »On Inoculation« ins Englische übersetzt; Anm. d. Übers.], war die Hauptbedeutung des mittelenglischen Verbs *to inoculate* noch *eine Blütenknospe oder einen Spross einsetzen*, so wie beim Apfelbaum-Veredeln, bei dem man den Trieb eines Baumes auf die Wurzeln eines anderen pfropft. Es gab viele Methoden der medizinischen Inokulation, z. B. wurde getrockneter, zerriebener Schorf geschnupft oder ein infizierter Faden mit einer Nadel durch die Haut zwischen Daumen und Zeigefinger gezogen. In England machte man es allerdings meistens so, dass man die Haut aufschlitzte oder an einer Stelle aufklappte und dann ansteckende Substanz dort platzierte, so, wie man einen Sprössling in eingeritzte Baumrinde pfropft. Als das Wort *to inoculate* erstmalig für den Vorgang der Variolation benutzt wurde, war es noch eine Metapher und stand für das Aufpfropfen einer Krankheit, die auf dem Wurzelstock des Körpers eigene Früchte tragen würde.

Sogar auf der fachlich-medizinischen Ebene ist unser Verständnis von Immunität bis heute erstaunlich abhängig vom Metaphorischen. Immunologen beschreiben die Aktivität unserer Zellen mit Begriffen wie *Interpretation* und *Kommunikation*, was ihnen fundamental menschliche Merkmale verleiht. Drei Immunologen gerieten auf einer gemeinsamen Autofahrt 1984 ganz aus dem Häuschen angesichts der Möglichkeit, dass unsere Körperzellen in ihrer Kommunikation ein Zeichen- und Symbolsystem benutzen – eine Art Sprache, wie die Menschen, die aus diesen Zellen zusammengesetzt sind. Nach 17 Stunden im VW-Bus, an Bord ein Rad reifer Taleggio und die italienische Ausgabe von Umberto Ecos *Semiotik und Philosophie der Sprache*, befanden sie – nach einigen groben Übersetzungsversuchen des einzigen Italieners unter ihnen –, dass ein besseres Verständnis der Semiotik, also der Lehre von Gebrauch und Bedeutung von Zeichen und Symbolen, ihre Arbeit in der Immunologie bereichern würde.

Als ich von der daraus resultierenden Konferenz über »Immunosemiotik« hörte, war ich ganz begeistert, glaubte ich doch, dass es dabei um eine Auseinandersetzung mit der Metapher als semiotischem Mittel gegangen sein könnte. Ich dachte, eine Gruppe Immonologen gefunden zu haben, die an der Analyse ihrer eigenen Metaphern interessiert gewesen waren. Zu meiner Enttäuschung ging aus den Tagungsbeiträgen hervor, dass es damals vielmehr um die Frage gegangen war, wie unser Körper – im Unterschied zu unserem Verstand – Symbole entschlüsselt und interpretiert. Der Immunologe Franco Celada stellte in seinem Paper (Titel: »Arbeitet der menschliche Verstand mit einer Zeichenlogik, die Lymphozyten vor 10^8 Jahren entwickelt haben?«) die These auf, dass unser Verstand die Fähigkeit zur Interpretation von unserem Körper gelernt haben könnte.

»Um ihre Beobachtungen in Worte zu fassen, ist die Immunologie zur Verwendung unüblicher Begriffe gezwungen«, stellte der Semiotiker Thure von Uexküll auf der Konferenz fest. Begriffe wie ›Gedächtnis‹, ›Erkenntnis‹, ›Interpretation‹, ›Individualität‹, ›Lesen‹, ›inneres Bild‹, ›Ich‹ und ›Nicht-Ich‹ seien in Physik oder Chemie unbekannt, behauptete er. Und weiter: »Atome und Moleküle haben kein Ich, kein Gedächtnis, keine Individualität und keine inneren Bilder. Sie sind nicht im Geringsten in der Lage, irgendetwas zu lesen, wiederzuerkennen oder zu interpretieren, und genauso wenig lassen sie sich töten.« Einige andere Semiotiker auf der Konferenz – unter ihnen Umberto Eco als der bekannteste – stellten infrage, dass die Tätigkeit der Körperzellen tatsächlich als *Interpretation* beschrieben werden kann, aber in dieser Hinsicht schienen die Immunologen deutlich weniger skeptisch.

Als die Anthropologin Emily Martin Wissenschaftler diverser Fachrichtungen bat, sich Gedanken zu machen über Beschreibungen des Immunsystems, die um die Metapher ›Krieg im Körper‹ kreisten, reagierten einige schon aversiv auf den Begriff ›Metapher‹ – das sei keine Metapher, es sei »genau so«. Einem anderen gefiel zwar die Kriegsmetapher nicht, aber das nur, weil er die Art, wie damals aktuell Krieg geführt wurde, nicht passend fand. In ihrer während des ersten Irakkriegs durchgeführten Untersuchung zum Denken über Immunität fand Martin heraus, dass unsere Vorstellungen vom Immunsystem massiv durchsetzt sind von Metaphern der militärischen Verteidigung.

»Populärwissenschaftliche Veröffentlichungen«, so Martins Beobachtung, »stellen den Körper als Schauplatz eines totalen Krieges zwischen rücksichtslosen Invasoren und entschlossenen Verteidigern dar.« Unser Begriff von Krankheit als etwas, das bekämpft werden muss, öffnet einer Unzahl militärischer Metaphern für das Immunsystem Tür und Tor. In Bildbänden und Magazinartikeln schickt der Körper Zellen als »Infanterie« und »bewaffnete Einheiten« los, die dann als »Truppen« mittels deponierter »Minen« Bakterien explodieren lassen, während die Immunantwort selbst »wie eine Bombe hochgeht«.

Aber diese Kriegsbilder decken noch lange nicht die ganze Bandbreite eines Denkens ab, wie es Martin in ihren Interviews begegnete. Praktikerinnen und Praktiker der alternativen Medizin weigerten sich ausnahmslos, für Beschreibungen des Immunsystems Kriegsmetaphern zu benutzen. Alle übrigen Wissenschaftler und Laien zog es zwar tendenziell in Richtung militaristischer Termini, aber vielen gelang es auch, ganz andere Metaphern zu finden, manche wiesen Kriegsmetaphern gar explizit von sich. »Mein Bild hätte sehr viel eher etwas mit den Gezeiten zu tun … mit Kräften, wissen Sie, wie Ebbe und Flut«, sagte eine Anwältin und ergänzte erklärend, sie meine mit diesen Kräften das Kippen zwischen »Gleichgewicht und Ungleichgewicht«. Auch bei anderen, darunter einigen WissenschaftlerInnen, klang diese Vorstellung von einem Körper durch, der um Balance und Harmonie ringt und nicht in einen bewaffneten Konflikt verwickelt ist. Die erfindungsreichen Metaphern, mit denen die Menschen sich Bilder vom Immunsystem machen, reichten von einer Symphonie über das Sonnensystem und das Perpetuum mobile bis hin zu einer wachsamen Mutter.

Erstmalig wurde der Begriff *Immunsystem* 1967 von Niels Jerne benutzt, einem Immunologen, der zwei immunologische Fraktionen miteinander versöhnen wollte: diejenige, die Abwehrkräfte hauptsächlich von der Existenz von Antikörpern abhängig glaubte, und jene, die eher eine Abhängigkeit von spezialisierten Zellen sah. Jerne bediente sich des Wortes *System*, um alle Zellen, Antikörper und Organe, die beim Thema Immunität eine Rolle spielen, als ein großes Ganzes zusammenzufassen. Die Vorstellung von Immunität als Resultat eines komplexen Systems interdependenter, abgestimmt agierender Teile ist in der Wissenschaft noch relativ neu.

Aber das, was wir schon über dieses System wissen, ist verblüffend. Es fängt an mit der Haut als einer Barriere, die Substanzen synthetisiert, die biochemisch das Wachstum bestimmter Bakterien hemmen, und die in ihren tieferen Schichten Zellen enthält, die Entzündungen auslösen und Krankheitserreger in sich aufnehmen. Dann sind da die Membranen des Verdauungs-, des Atem- und des Urogenitalapparats mit ihrem Krankheitserreger umfangenden Schleim, mit ihren Erreger wieder aus dem Körper hinausbefördernden Flimmerhärchen und ihrer hohen Konzentration an Zellen, die ausgerüstet sind zur Produktion der für nachhaltige Immunität verantwortlichen Antikörper. Jenseits dieser Barrieren transportiert der Blutkreislauf Krankheitserreger zur Milz, wo das Blut gefiltert und Antikörper generiert werden, und das Lymphsystem spült Erreger aus dem Körpergewebe zu den Lymphknoten, wo genau dasselbe passiert. Auf jeden Fall sind Krankheitserreger umstellt von einem ganzen Sortiment an Zellen, die sie in sich aufnehmen, sie zerstören und sie sich für eine noch effektivere Immunabwehr in der Zukunft merken.

Und zu guter Letzt bauen Knochenmark und Thymus tief im Körperinneren eine Schwindel erregende Masse an speziell für Immunität zuständigen Zellen zusammen. Darunter Zellen, die infizierte Zellen zerstören, Zellen, die Krankheitserreger schlucken und daraufhin Teile dieser Erreger anderen Zellen zeigen, Zellen, die andere Zellen auf Anzeichen von Krebs oder Infektion hin absuchen, Zellen, die Antikörper bauen, sowie Zellen, die Antikörper transportieren. Alle diese Zellen in ihrer komplexen Ordnung aus Typen und Subtypen treten in einer ganzen Reihe von Barocktänzen in Interaktion, wobei das Gelingen ihrer Kommunikation teils von frei beweglichen Molekülen abhängig ist. Chemische Signale schwimmen ausgehend von Verletzungen oder Infektionsherden durch das Blut, aktivierte Zellen sondern entzündungsauslösende Substanzen ab, und hilfsbereite Moleküle stechen Löcher in die Membrane von Mikroben und lassen ihnen die Luft ab.

Säuglinge verfügen schon bei ihrer Geburt über sämtliche Komponenten dieses Systems. Manches allerdings schafft das kleinkindliche Immunsystem noch nicht so gut – die klebrige Hülle eines Hib-Bakteriums zum Beispiel bekommt es nur schwer geöffnet. Trotzdem ist das Immunsystem eines reifen Neugeborenen nicht unvollständig oder unterentwickelt. Es ist nur das, was Immunologen »naiv« nennen, schließlich hat es noch keine Gelegenheit gehabt, als Reaktion auf eine Infektion Antikörper zu bilden. Wenn Babys geboren werden, haben sie zwar ein paar Antikörper der Mutter in ihrem System, und das Stillen versorgt sie mit weiteren, aber diese »passive Immunität« lässt mit dem Wachstum des Kindes nach, egal, wie lange es gestillt wird. Impfstoffe schulen das kleinkindliche Immunsystem und versetzen es in die Lage, sich an Krankheitserreger zu erinnern, denen es eigentlich noch gar nicht begegnet ist. Ob mit oder ohne Impfung: Die ersten Jahre im Leben bedeuten für ein Kind ein rasantes Immunitätstraining – die ständig laufende Nase und die Fieberschübe in dieser Zeit sind Symptome eines Systems, das das mikrobielle Lexikon lernt.

Als ich um Hilfe bat, um das grundlegende Funktionieren des Immunsystems zu verstehen, hielt mir ein Professor für Immunologie in einem Café einen zweistündigen Vortrag. In diesen beiden Stunden bediente er sich beim Beschreiben körperlicher Funktionen nicht ein einziges Mal einer militärischen Metapher. Seine Metaphern waren eher gastronomischer bzw. pädagogischer Natur: Zellen »aßen« oder »verdauten« Krankheitserreger und »instruierten« andere Zellen. Wenn er davon sprach, wie etwas getötet oder zerstört wird, bezog er sich immer auf einen buchstäblichen Tod bzw. eine tatsächliche Zerstörung. Von ihm erfuhr ich, dass die wissenschaftliche Bezeichnung für einen bestimmten Typ weißer Blutkörperchen, der andere Zellen zerstören kann, *NK-Zellen* lautet, für *natürliche Killerzellen*.

In der Folgezeit besuchte ich bei diesem Professor eine Vorlesungsreihe. Während ich von dem Unterschied zwischen angeborener und erworbener Immunität erfuhr und verzweifelt versuchte, bei der wundersamen Vermehrung der Abkürzungen Schritt zu halten – N:L-Verhältnisse, PAMPs und APZs –, fiel mir auch auf, dass die Zellen des Immunsystems ein Leben führen, in dem sie sich küssen und naiv sind, in dem sie essen, sich entleeren, sich ausdrücken, erregt und belehrt werden, in dem sie Präsentationen machen, reifen und Erinnerungen sammeln. »Klingt nach meinen Studenten«, meinte eine Freundin, die an einer Hochschule Literaturwissenschaftsprofessorin ist, Schwerpunkt Lyrik.

Wenn es in diesen Vorlesungen auch nur irgendwie um einen übergeordneten Handlungsbogen ging, dann um das Drama der Interaktion zwischen unserem Immunsystem und den sich evolutionär parallel entwickelnden Krankheitserregern. Dieses Drama wurde von dem Professor zwar wiederholt als fortwährende Schlacht beschrieben, aber nicht als eine, bei der Apache-Hubschrauber und unbemannte Drohnen zum Einsatz kommen, sondern vielmehr als ein geistiges Kräftemessen. »Und dann übertrafen sich die Viren in Sachen Schlauheit selbst«, so formulierte es mein Professor, »und taten etwas Geniales: Sie setzten unsere eigenen Strategien gegen uns ein.« In seiner Lesart waren unser Körper und die Viren zwei gegeneinander antretende, in ein endlos währendes Schachspiel verstrickte Intelligenzen.

Wenn ich am Lake Michigan entlang Richtung Norden spaziere – was ich bei gutem Wetter fast jeden Tag tue –, komme ich an einem großen Friedhof vorbei. Eines Morgens im Hochsommer schrie mein Sohn, weil er aus dem Buggy wollte, und ich bog vom Weg ab und schob ihn durch das eiserne Tor des Friedhofs, um ihn auf den Wegen im Schatten der Bäume herumrennen zu lassen. Als wir den menschenleeren Friedhof betraten, winkte er in die Luft und rief mit heller Stimme: »Hallo!« Und wieder und wieder: »Hallo, hallo!« Er watschelte den Weg entlang, blieb hier und da stehen, lächelte und winkte. Bislang hatte ich ihn nur zu Menschen hallo sagen hören. Ich kniete mich hin, um mit ihm auf einer Augenhöhe zu sein, und stellte fest, dass er auf die Türen einer Gruft starrte. »Was ist das?«, fragte er, und mich überlief es eiskalt. Dann aber schlingerte er weiter den Weg entlang, ich hinterher. Vor einem Obelisken aus Granit blieb ich stehen. In großen Lettern war da, wo auf anderen Steinen der Familienname steht, der Vorname WILLIE eingraviert. Willie war 1888 im Alter von acht Jahren gestorben.

»Hallo!«, hörte ich ein paar Meter weiter meinen Sohn erneut und irgendwie trotzig sagen. Er stand vor der marmornen Statue eines kleinen Jungen. Der Junge hatte die rundlichen Wangen eines Babys und blickte aus seinen Marmoraugen ernst und unbewegt in die mittlere Entfernung. Ein verwitterter Stein zu meinen Füßen verriet, dass er Josie geheißen hatte und 1891 im Alter von neun Jahren gestorben war. Als mein Sohn die Hand ausstreckte, um den Jungen anzufassen, packte ich ihn in plötzlich aufsteigender Panik am Handgelenk und sagte: »Nicht anfassen!« Ich kann gar nicht genau sagen, was mir in diesem Moment solche Angst eingeflößt hat. Befürchtete ich, mein Sohn könne sich mit dem Tod anstecken, wenn er den Jungen aus Marmor berührte?

Später erwähnte ich gegenüber meinem Vater, dass ich die Gräber von Fünf- und Zehnjährigen sowie von einigen Jugendlichen gesehen hatte, aber überraschenderweise keine Gräber von Babys – und das auf einem der ältesten Friedhöfe von Chicago. Das, klärte mein Vater mich auf, lag wahrscheinlich daran, dass Säuglinge im 19. Jahrhundert derart massenhaft starben, dass sie im Normalfall kein extra gekennzeichnetes Grab bekamen. Einige Zeit später erfuhr ich, dass von den im Jahr 1900 geborenen Kindern eines von zehn seinen ersten Geburtstag nicht erlebte. Das las ich in einem Bericht über Impfnebenwirkungen, der seinen kurzen historischen Überblick zum Thema Kindersterblichkeit mit der Bemerkung beendete, heutzutage gehe man »davon aus, dass Kinder bis zum Erwachsenenalter überleben«.

In der ersten Nacht, in der mein Sohn weiter als eine Armeslänge von mir entfernt schlief, ging ich mit einem schmerzhaft gegen mein Ohr gedrückten Babyfon ins Bett. Als die Batterie leer war und das Babyfon zu piepen anfing, stand ich senkrecht im Bett, aber mein Sohn schlief friedlich. Sein Bettchen stand nicht mehr als dreieinhalb Meter weiter, dazwischen war eine offene Tür, und ich hätte es wohl auch ohne Babyfon ziemlich gut gehört, wenn er geweint hätte, aber ich wollte ihn atmen hören. Ich wusste, wie absurd dieses Bedürfnis war, aber ich konnte ihm einfach nicht widerstehen. Wenn man das Babyfon so laut aufdrehte, dass man sich tatsächlich einbilden durfte, Atemgeräusche zu hören, produzierte das Gerät gleichzeitig ein heftiges statisches Rauschen, in dem sich diverse außerweltliche Töne versteckten. Ich hörte es leise murmeln und flüstern, ich hörte es knacken und rumsen und manchmal auch krachen, aber immer, wenn ich zu meinem Kind stürzte, war da nichts. Gelegentlich schaltete sich das Babyfon in Telefongespräche ein, und ich konnte für einige Augenblicke deutliche Stimmen vernehmen. Oft wachte ich mitten in der Nacht von einem Geräusch wie Weinen auf, das wieder weg war, sobald ich richtig wach war, was, wie mir erst sehr viel später klar wurde, jede Nacht zur selben Zeit passierte, immer dann, wenn ein Düsenjet im Landeanflug niedrig hereinkam. Ich musste feststellen, dass sich mein schlafender Geist die Frequenzen, auf die er ansprach, offenbar selbstständig aussuchte, und sich aus der Kombination von Flugzeugmotorenlärm und Babyfonrauschen das Weinen eines Säuglings zurechtbastelte. Ein Freund von mir hat dieses Phänomen mal als *Psychoakustik* bezeichnet.

Letzten Endes habe ich aufgehört, das Babyfon zu benutzen, weil ich mir eingestehen musste, dass ich eigentlich gar nicht wusste, worauf ich überhaupt hören sollte. Aber ich hörte weiter hin. Eines Abends, kurz nach dem zweiten Geburtstag meines Sohnes, vernahm ich beim Ins-Bett-Gehen ein merkwürdiges Geräusch aus seinem Zimmer. Eigentlich hatte ich aufgehört, im Heulen von Düsenfliegern Babyweinen wahrzunehmen, aber trotzdem wachte ich noch hin und wieder abrupt auf, weil ich von einem Weinen geträumt hatte. Das Geräusch, das ich jetzt gehört hatte, hätte ein Hund im Hof oder ein über den Fußboden schleifender Stuhl im Stockwerk über uns sein können. Sicher war ich mir nur, dass ich es gehört hatte, denn ich hörte es noch ein weiteres Mal, danach war es lange still. Ich ging zur Tür meines Sohnes und lauschte. Ich war mir sicher, dass er schlief.

Es war wie gewöhnlich ruhig und dunkel im Zimmer, er aber saß senkrecht im Bett. Tränen liefen ihm übers Gesicht, und sein lautlos keuchender Mund stand weit offen. Ich hob ihn heraus, hörte das dünne Winseln des Atems in seiner Kehle und legte ihn mir mit dem Vorsatz, das Heimlich-Manöver auszuführen, übers Knie. Der Handgriff hatte schon in der Vergangenheit funktioniert, förderte aber diesmal nichts Verschlucktes zutage, sondern versetzte mein Kind, dessen Körper vor Angst bebte, in nur noch größeren Schrecken. Mein Mann, der jetzt auch aufgestanden war, fuhr unserem Sohn mit der Hand in die Kehle, fand aber nichts, und lief sofort mit ihm aus der Tür. Wir fuhren ins Krankenhaus.

Als ich zehn Minuten später, den Mund meines Sohnes am Ohr, in die Notaufnahme rannte und dabei rief, »Er kriegt nur noch ganz schlecht Luft!«, wirkte die Schwester denkbar unbeeindruckt. »Stridor wahrscheinlich«, sagte sie zu ihrem Computerbildschirm. Stridor, so erfuhr ich später, ist der hohe Pfeifton, der einen verengten Atemweg anzeigt. Aber wie die Schwester sehen konnte, hatte mein Sohn eine gesunde Gesichtsfarbe, und auch seine Atmung hatte sich zu meiner Überraschung verbessert, nachdem wir ihn in die kalte Nachtluft hinausgetragen hatten. Als der Arzt eintraf, gab mein Sohn wieder dieses merkwürdige, bellende Husten von sich, das ich aus seinem Zimmer gehört hatte. »Diesen Husten würde ich überall erkennen«, sagte der Arzt vergnügt. »Da muss ich mir Ihren Sohn gar nicht weiter ansehen, da kann ich die Diagnose gleich stellen.« Mein Sohn hatte Pseudokrupp, das von einer viralen Infektion ausgelöste Anschwellen des Rachenraums. Pseudokrupp kann, abhängig von der Größe der kindlichen Atemwege, einen leichten oder schweren Verlauf nehmen und erzeugt dieses spezifische Husten, das zu Stridor und Atemnot führen kann. Was der Arzt bei meinem Sohn »mäßig schwer«

nannte, war ein typischer Fall von Pseudokrupp: Nachts aufgetreten bei einem Kleinkind, das, als es ins Bett gelegt wurde, einen vollkommen gesunden Eindruck machte. Kalte Luft, die übliche Erstbehandlung von Pseudokrupp, hatte auf dem Weg zum Krankenhaus die Schwellung und die Atemnot bereits gelindert.

Ich erzählte dem Arzt, dass ich am betreffenden Abend ungewöhnlich lange aufgeblieben sei. Wäre ich aber nicht noch wach gewesen, hätte ich diese beiden kurzen, bellenden Hustengeräusche vielleicht gar nicht gehört, bevor der Stridor einsetzte, und hätte vielleicht nicht mitbekommen, dass mein Sohn keine Luft mehr bekam. Den anschließenden Part – meine Gewissheit, dass er hätte sterben können – ließ ich ungesagt, aber der Arzt verstand auch so. Nein, erklärte er, so furchteinflößend diese Krankheit auch sei, mein Sohn hätte immer noch genügend Luft bekommen. Ohne mich wäre es ihm möglicherweise deutlich schlechter gegangen und er hätte sich sehr geängstigt, aber er wäre im Laufe der Nacht nicht gestorben.

Ein paar Tage später lief ich einer Mutter über den Weg, deren Kind, wenn es zu kalt zum Draußenspielen war, schon oft mit meinem im Familienzentrum im Park gespielt hatte. Die normalerweise nimmermüde, zupackende junge Frau machte an jenem Tag einen abgespannten Eindruck. Ihre Tochter habe Pseudokrupp und huste schon seit Tagen die Nächte durch, erzählte sie. Ein anderer Junge, den wir aus dem Familienzentrum kannten, war länger als eine Woche krank gewesen. Ich erfuhr, dass sich fast alle kleinen Kinder, die in der großen Turnhalle des Hauses gespielt hatten, mit dem Virus angesteckt hatten.

Die anderen Eltern erzählten mir von ihren Kindern und deren Krupphusten: Da wurde bis zum Würgen und Erbrechen gehustet, da wurde die ganze Nacht schlaflos durchgehustet, da wurde bis zum Weinkrampf gehustet, der den

Husten dann nur noch schlimmer machte. Mein Sohn war zwar noch ein paar Tage krank, hustete aber nach der Behandlung in der Notaufnahme nicht wieder, und auch die Atemnot kam nicht zurück. Er erholte sich recht schnell von seinem Pseudokruppanfall. Ich aber nicht. Wenn er nicht neben mir im Bett lag, presste ich mir wieder das Babyfon ans Ohr und schlief monatelang nicht gut.

Krupp, was ist das eigentlich für ein Wort?, wollte mein Mann wissen. Er fand, dass es archaisch klang, wie etwas, worunter Kinder schon seit langer Zeit leiden. Der Ursprung des Wortes, fand ich heraus, ist das Geräusch des Hustens selbst, und im Lexikoneintrag begegnete mir auch das Gespenst, das mich so hartnäckig heimsuchte: »Eine Entzündung von Kehlkopf und Luftröhre mit einem charakteristischen bellenden Husten, die häufig innerhalb kürzester Zeit einen tödlichen Ausgang nimmt.« Genau diese Möglichkeit war es, die mich nachts nicht schlafen ließ. Der tödliche Ausgang innerhalb kürzester Zeit. Die Online-Ausgabe des *Oxford English Dictionary* mit ihren Beispielen von 1765 und 1866 bezog sich allerdings auf die Variante von Krupp, die die Krankheit vom alten Griechenland Homers bis ins 20. Jahrhundert ausgemacht hatte. Und zwar auf den Krupp, der tatsächlich binnen kürzester Frist tödlich sein kann: den Echten Krupp, der von der Diphtherie ausgelöst wird und in unserem Land seit der Einführung des Diphtherie-Impfstoffs in den 1930er Jahren nahezu ausgelöscht ist. Mein Sohn dagegen hatte den von Viren verursachten Krupp, der von der Diphtherie mit dem vorgesetzten »Pseudo-« unterschieden wird. Während der Diphtherie tatsächlich ein Fünftel aller infizierten Kinder erliegen, verläuft Pseudokrupp nur äußerst selten tödlich.

»Mit Antibiotika und Impfstoffen ist es, als ginge man auf eine Zeitreise«, schrieb mir eine Freundin in jenem Frühjahr. »Man reist in der Zeit rückwärts und schafft es so, eine Katastrophe zu verhindern, aber man weiß nicht, ob man nicht auch unwiderruflich die Zukunft geändert hat. Weil ich meine Kinder liebe, reise ich in der Zeit zurück (d.h., ich impfe). Ich verhindere so eine sich abzeichnende Katastrophe, gehe aber gleichzeitig das Risiko einer Katastrophe ein, die für mich noch unsichtbar ist.« Wer mir da schrieb, war natürlich meine Freundin, die Science-Fiction-Gedichte verfasst. Aber ich wusste, was sie meinte. Ich hatte eine Folge von *Star Trek* gesehen, in der das Raumschiff *Enterprise* durch einen Riss im Raum-Zeit-Kontinuum fährt und einem älteren Schiff begegnet, das schon viele Jahre zuvor zerstört wurde. Vom Friedenszeiten-Raumschiff auf Erkundungsmission wird die *Enterprise* ganz plötzlich zu einem Kriegsschiff kurz vor der finalen Niederlage im Kampf gegen die Klingonen. Weil diese neue Realität die alte mit sofortiger Wirkung ersetzt, begreift nur ein Crew-Mitglied mit einer sehr besonderen Beziehung zur Zeit, dass irgendetwas schiefgelaufen ist. Es müssten doch eigentlich Kinder an Bord sein, erklärt sie dem Kapitän, und Krieg sollte doch eigentlich gar nicht herrschen. Als man auf dem Schiff aus der Vergangenheit begreift, dass man den aktuellen Krieg durch eine Rückkehr in die Vergangenheit vielleicht verhindern kann, kehrt man heldenhaft in diese Vergangenheit zurück, um zu sterben.

Ich habe festgestellt, dass jeder Tag mit einem Kind eine Art Zeitreise ist. Bei jeder Entscheidung, die ich treffe, denke ich in die Zukunft und frage mich, was ich meinem Kind so gebe oder nehme. Ich schicke es in den Kindergarten, wo es etwas über Keime und Regeln erfährt, und frage mich, wer es geworden wäre, wenn es nicht schon ab dem Moment, in dem es sprechen konnte, gelernt hätte, sich die Hände zu waschen und hinten anzustellen. Aber mir ist gleichzeitig bewusst: Auch wenn ich nichts tue, verändere ich die Zukunft unwiderruflich. Die Zeit marschiert vorwärts, und zwar auf einem Kurs, den ich durch mein Nichtstun ein für alle Mal verändert habe.

Während mein Sohn Pseudokrupp hatte, saß ich mehrere Nächte fast durchgehend an seinem Bett und hielt ihn, während er schlief, aufrecht, damit er leichter Luft bekam. Sonst konnte ich nichts für ihn tun. In diesen Minuten reiste auch ich in der Zeit zurück – zumindest fühlte es sich so an. Ich schlüpfte durch einen Riss im Raum-Zeit-Kontinuum hinein in die imaginäre Erfahrungswelt einer Mutter vor hundert Jahren, als Pseudokrupp genauso gut Echter, also tödlicher Krupp hätte sein können. Und musste an Daniel Defoes Roman *Die Pest zu London* denken, wo es hieß, die Mütter seien nach dem Tod ihrer Kinder ebenfalls gestorben – nicht an der Pest zwar, aber an der Trauer.

»Die Weiber im Tscherkessenland«, schrieb Voltaire 1733 an die Franzosen, »haben seit undenklichen Zeiten im Gebrauch, ihren Kindern, wenn sie sechs Monate alt sind, die Blattern zu geben, indem sie in die durch einen Schnitt gemachte Öffnung des Armes eine Blatter setzen, welche sie dem Leib eines anderen Kindes genommen und sorgfältig aufgehoben haben.« Wir haben es also mit Frauen zu tun, die ihre Kinder impfen. Voltaire beklagte, dass diese Praxis bisher noch nicht von irgendeiner »Gemahlin eines französischen Abgesandten« von Konstantinopel nach Paris mitgebracht worden sei. »Die Beweggründe, welche die Tscherkessen zu dieser Gewohnheit treiben, welche anderen Völkern so fremd dünkt, sind dennoch allen Bewohnern der Erde gemein, sie entspringen der mütterlichen Zärtlichkeit und dem Eigennutz.«

Damals war die medizinische Versorgung noch primär Frauendomäne, obwohl die traditionelle Heilerin bereits von Ärzten und Kirche bedroht wurde. Vor allem Hebammen und weise Frauen – schuldig gesprochen für Verbrechen wie Schwangerschaftsverhütung und Linderung des Geburtsschmerzes – wurden während des vom 15. bis ins 17. Jahrhundert ganz Europa in Brand setzenden Hexenwahns verfolgt. Laut der offiziell von der katholischen Kirche herausgegebenen Anleitung für Hexenjäger gehörten Hebammen zwar zur Gruppe der guten Hexen, die heilten und niemandem Schaden zufügten – aber Hexen waren sie eben trotzdem.

Während Frauen wegen ihrer suspekten Fähigkeit, Kranke zu heilen, hingerichtet wurden, studierten männliche Ärzte an europäischen Universitäten Plato und Aristoteles, erfuhren aber nur sehr wenig über den Körper. Sie gingen ihrer Wissenschaft nicht so nach, wie wir es heute kennen und erwarten: Sie führten keine Experimente durch und stützten ihre oft strukturell abergläubischen Behandlungsmethoden auf eine minimale empirische Datenbasis. Natürlich waren auch weise Frauen für den Aberglauben nicht unempfänglich, aber schon seit dem frühen Mittelalter nutzten sie eben auch Mutterkorn zur Verstärkung von Wehen und die Tollkirsche zur Verhinderung von Fehlgeburten. Die heilige Hildegard von Bingen katalogisierte die heilende Wirkung von 213 Arzneipflanzen, und in einer Zeit, als männliche Ärzte zur Linderung von Zahnschmerzen noch Gebete auf die Patientenkiefer schrieben, kannten Laienheilerinnen längst Rezepte für wirksame Schmerz- und entzündungshemmende Mittel.

Benjamin Rush, einer der Väter der US-amerikanischen Medizin, ließ seine Patienten, so schrieben Barbara Ehrenreich und Deirdre English, »in einem transsylvanischen Blutrausch« zur Ader. Im späten 18. und frühen 19. Jahrhundert wurden Patienten bis zur Ohnmacht zur Ader gelassen, bekamen Quecksilber verabreicht und Senfpflaster aufgeklebt, bis sich Blasen bildeten. Während die medizinischen Fakultäten Frauen vom offiziellen Studium der Medizin ausschlossen, herrschte zwischen den männlichen Ärzten und den inoffiziellen häuslichen Praktiken der Frauen zuweilen aggressive Konkurrenz. Aber die Doktoren mussten erkennen, dass sich die Kunst des Heilens eher schwer zur Ware machen lässt. Die weise Methode, einfach hinzusehen und abzuwarten, ist schwer verkäuflich, weil es teils stark danach aussieht, als täte man gar nichts. Es war der Druck des Marktes, so die These von Ehrenreich und English, der zur Praxis einer »heroischen« Medizin und damit zu so gefährlichen therapeutischen Ansätzen wie dem Aderlass führte. Sinn und Zweck heroischer Medizin war weniger, den Patienten zu heilen, als vielmehr einen messbaren, idealerweise dramatischen Effekt zu erzielen, den man dem Patienten in Rechnung stellen konnte. Dr. Rush wurde letzten Endes angeklagt, mehr Patienten getötet als geheilt zu haben.

Geburten gehörten zu den letzten Feldern im Gesundheitswesen, auf die die Ärzteschaft Anspruch erhob. Anstand und Tradition sprachen gegen die Anwesenheit von Männern bei Geburten, weswegen ausgebildete Geburtshelfer ihre Dienste schließlich über Werbefeldzüge vermarkteten, in denen Hebammen als unwissend, ungewaschen und gefährlich gebrandmarkt wurden. Im 19. Jahrhundert konnten mittellose Städterinnen ihre Kinder dann kostenlos in Armenkrankenhäusern zur Welt bringen, während reichere Frauen ihre Kinder immer noch zu Hause bekamen. Als das Gebären ganz ins Krankenhaus verlegt wurde, stieg die Müttersterblichkeit dramatisch an. Ärzte, die sich zwischen den Untersuchungen nicht die Hände wuschen, verbreiteten das Kindbettfieber, so der geläufige Name der Puerperalsepsis. Die Krankheitsursache wurde von den Medizinern allerdings auf zu enge Unterröcke, zu große Sorgen und die allgemeine Verderbtheit der Sitten geschoben.

Im 20. Jahrhundert gaben Psychologen dominanten Müttern, die ihren Kindern angeblich die Luft zum Atmen nahmen, die Schuld an der Schizophrenie. Den ängstlichen Müttern, die ihre Kinder verhätscheln, schob man die Schuld an der bis 1973 als Geisteskrankheit eingestuften Homosexualität in die Schuhe. Laut der anerkanntesten Theorie der 1950er Jahre war Autismus im Zusammenhang zu sehen mit kalten, unsensiblen »Kühlschrankmüttern«. Auch heute noch, so die Psychotherapeutin Janna Malamud Smith, liefern Mütter »bequemerweise ein in der Keimtheorie fehlendes Verbindungsstück«. Smith mokiert sich: »Was nicht viral oder bakteriell ist, muss die Mutter sein.«

1998 stellte der britische Gastroenterologe Andrew Wakefield seine Theorie vor, in der er behauptete, dass nicht die Mütter, sondern die Pharmakonzerne verantwortlich seien für Autismus. Seine in der *Lancet* veröffentlichte und inzwischen wieder zurückgezogene Fallstudie über zwölf Kinder wurde von einem Werbefilm und einer Pressekonferenz begleitet, in der sich Wakefield der Ansicht mancher Eltern anschloss, die Impfstoffe schon längst für unsicher hielten. In seinem Aufsatz spekulierte er, dass es möglicherweise eine Verbindung geben könnte zwischen der Masern-Mumps-Röteln-Impfung und Verhaltensauffälligkeiten, zu denen auch autistische Symptome gehören. Während sich die mediale Aufmerksamkeit für Wakefields Aufsatz in einem drastischen Abfall der Masern-Impfrate niederschlug, kam der Aufsatz selbst zu dem Schluss, dass »wir den Zusammenhang zwischen dem Masern-Mumps-Röteln-Impfstoff und dem beschriebenen Krankheitsbild nicht belegen können«. Der zentrale Befund des Textes war, dass weiter geforscht werden müsse.

Im Laufe der folgenden zehn Jahre versagte Studie um Studie darin, den Zusammenhang zwischen dem MMR-Impfstoff und Autismus dingfest zu machen, und sogar mit Wakefields Hypothese sympathisierenden Forschern gelang es nicht, dessen Beweisansätze erneut herzustellen. 2004 deckte ein investigativ arbeitender Journalist auf, dass Wakefield für seine Forschung von einem Anwalt bezahlt worden war, der eine Klage gegen einen Impfstoffhersteller vorbereitete. Und 2007 strengte das General Medical Council, die britische Ärztekammer, eine Untersuchung der ethischen Standards von Wakefields wissenschaftlichen Untersuchungen an und kam zu dem Schluss, seine Methoden seien »intransparent« und »unverantwortlich« gewesen, er habe Kinder überflüssigen invasiven Prozeduren unterworfen und »wiederholt die grundlegenden Prinzipien der medizinischen Forschung verletzt«. In Großbritannien durfte Wakefield nicht länger als Arzt arbeiten, aber er war sowieso längst in die USA ausgewandert. »So also geht das System mit abweichenden Meinungen um«, äußerte Wakefield sich wiederholt über sein Berufsverbot, das er als »Verfolgung« neu ummäntelte. Er wich nicht ab von dem Standpunkt, seine Forschung würde behindert, weil er es gewagt habe, auf Eltern zu hören – »vor allem auf die von Eltern gezogene Verbindungslinie zwischen Krankheit und Impfstoff«.

Sogar eine nur bescheiden informierte Frau kann also nach kurzem Blick auf die groben Umrisslinien der Medizingeschichte erkennen, dass einiges, was in den letzten zweihundert Jahren als Wissenschaft durchgegangen ist – vor allem in den die Frauen betreffenden Bereichen –, eher weniger Ergebnis wissenschaftlicher Forschung als vielmehr Ablehnung von Wissenschaftlichkeit zugunsten der Bewahrung alter ideologischer Muster gewesen ist. Dieser Tradition folgend leistete Wakefields Studie lediglich Vorschub für eine längst kursierende Hypothese – eine Hypothese, die besonders auf noch durch Überreste der Kühlschrankmutter-Theorie belastete Frauen großen Reiz ausübte. Wer im Anschluss an Wakefield dessen eigentlich nicht beweiskräftige Arbeit benutzte, um die These zu stützen, dass Impfstoffe Autismus auslösen, machte sich weniger der Ignoranz bzw. der Leugnung wissenschaftlicher Erkenntnis schuldig, sondern vielmehr der Verwendung nicht tragfähiger wissenschaftlicher Ergebnisse – was Menschen schon immer getan haben, um einer Idee, an die sie unbedingt glauben wollen, fälschliche Glaubwürdigkeit zu verschaffen.

Über den Glauben, dass Impfungen die Ursache für verheerende Erkrankungen sind, bekommen wir die Erlaubnis, uns eine hinlänglich bekannte Geschichte zu erzählen: Das, was heilt, kann gleichzeitig Schaden anrichten, und die Resultate der Wissenschaft sind nicht immer gleich Fortschritt. »Wir Frauen wissen sehr genau, dass naturwissenschaftliche Erkenntnisse noch nie verwendet wurden, um uns zu befreien, sondern immer, um uns zu beherrschen«, schreibt Donna Haraway. Wenn wir das einmal begriffen haben, so Haraway, sind wir weniger anfällig für die verführerische Behauptung absoluter Wahrheit, wie sie gerne mal im Namen der Wissenschaft formuliert wird. Es kann uns aber genauso gut dazu bringen, die Bedeutung wissenschaftlicher Erkenntnis zu unterschätzen. Auch Haraway warnt: Wir brauchen Wissenschaft. Denn da, wo sie nicht die Folge sozialer Dominanz ist, kann sie durchaus Emanzipation befördern.

Egal welche historische Schilderung der Pocken man liest – man stößt so gut wie immer auf das Wort *filth* (Dreck). Im 19. Jahrhundert ging man weitgehend davon aus, dass die Pocken von Schmutz verursacht werden, was nichts weiter bedeutete, als dass man sie für eine Krankheit der Armen hielt. Der Drecktheorie zufolge wurden eine ganze Reihe ansteckender Krankheiten von schlechter, durch Exkremente oder Verwesendes faulig gewordener Luft verursacht. Die sanitären Bedingungen, unter denen die arme Bevölkerung in den Städten lebte, waren eine Bedrohung für die Mittelklasse, die ihre Fensterläden vor der aus den Elendsquartieren heranwehenden Luft verschloss. Dreck, so dachte man, war nicht nur für Krankheiten, sondern auch für unsittliches Verhalten verantwortlich. »Unrein! Unrein!«, klagt die Heldin in *Dracula*, als sie feststellt, dass sie von einem Vampir gebissen wurde, und das Schicksal ihrer Seele sie genauso verzweifeln lässt wie das ihres Körpers.

Irgendwann wurde die Drecktheorie von der Keimtheorie verdrängt, diesem alles beherrschenden Verständnis der Natur als Ansteckungsgefahr schlechthin, aber völlig falsch oder nutzlos war sie deswegen trotzdem nicht. Natürlich kann ungeklärt durch Straßen laufendes Abwasser Krankheiten verbreiten – die Pocken allerdings nicht –, und die durch die Drecktheorie motivierten Verbesserungen des Abwassersystems führten dazu, dass Cholera, Typhus und Pest deutlich seltener auftraten. Die wichtigste Verbesserung war sauberes Trinkwasser. Dass beispielsweise die Fließrichtung des Chicago River geändert wurde und die in den Fluss geleiteten Abwässer nicht mehr direkt in das Trinkwasserreservoir der Stadt, den Lake Michigan, gespült wurden, hatte für die Bewohner Chicagos klare Vorteile.

Viele Jahre nach der Umkehrung des Flusses ist Verunreinigung für die Eltern, die ich an den Stränden des Lake Michigan treffe, kein allzu großes Thema mehr. Die meisten glauben, dass Schmutz ihren Kindern gut tut, nur manche sind hinsichtlich der Rasenflächen in den Parks skeptisch, schließlich könnten sie mit giftigen Chemikalien behandelt worden sein. Die Vorstellung, dass nicht Dreck oder Keime, sondern Giftstoffe die eigentliche Ursache der meisten Krankheiten sind, ist eine bei Leuten wie mir weit verbreitete Theorie. Die Palette der uns Sorgen bereitenden Giftstoffe reicht von Pestizidrückständen bis hin zu Glucose-Fructose-Sirup. Ganz besonders suspekt sind uns Substanzen wie Bisphenol A, mit dem unsere Blechdosen innen beschichtet sind, die Phthalate in unseren Shampoos und die gechlorten tri-Phosphate in unseren Sofas und Matratzen.

Schon vor meiner Schwangerschaft eignete ich mir ein noch eher intuitives Wissen über Giftstoffe an, dem ich dann nach der Geburt meines Sohnes mit Haut und Haaren verfiel. Ich stellte fest, dass man sich, solange ein Kind nur Muttermilch trinkt, der freudvollen Illusion des geschlossenen Systems hingeben kann, der Illusion eines noch nicht mit den Unreinheiten von Hof und Fabrik im Dialog stehenden Körpers. Ich erinnere mich noch, wie qualvoll ich – verstrickt in die Romantik des unversehrten Körpers – es fand, als mein Sohn zum ersten Mal Wasser trank. »Unrein! Unrein!«, schoss es mir durch den Kopf.

»Er war einfach zu sauber«, sagte eine Mutter aus Baltimore über ihren Sohn, der schon als Kleinkind Leukämie bekam. Sie gab verunreinigtem Impfstoff die Schuld an seiner Krankheit, und sich selbst machte sie Vorwürfe, der Impfung überhaupt zugestimmt zu haben. Ängste vor möglicherweise krebserregendem Formaldehyd in Impfstoffen ähneln Ängsten vor Quecksilber und Aluminium in Impfstoffen insofern, als dass es sich in beiden Fällen um kleinste Mengen der fraglichen Substanz handelt, Mengen, die deutlich kleiner sind als die, denen man im Alltag üblicherweise ausgesetzt ist. Formaldehyd steckt in Autoabgasen und in Zigarettenrauch, aber auch in Papiertüten und Papierhandtüchern, außerdem wird es von Gasöfen und offenen Kaminen freigesetzt. In vielen Impfstoffen finden sich Spuren von Formaldehyd, mit dem Viren unwirksam gemacht werden, was diejenigen unter uns beunruhigt, die Formaldehyd eher mit toten Fröschen in Einmachgläsern in Verbindung bringen. Auch wenn hochkonzentriertes Formaldehyd tatsächlich giftig ist: Es bleibt ein Produkt unseres Körpers, ein wichtiger Grundstoff unseres Metabolismus. Die Menge an Formaldehyd, die sowieso in unserem Blutkreislauf zirkuliert, ist deutlich größer als die uns bei einer Impfung zugeführte.

Was Quecksilber anbelangt, kommt ein Kind in seiner direkten Umgebung mit fast absoluter Sicherheit stärker mit Quecksilber in Kontakt als bei den Impfungen. Was gleichermaßen auf Aluminium zutrifft, das in Impfstoffen häufig als Wirkverstärker eingesetzt wird, um die Immunantwort zu intensivieren. Aluminium ist in vielem enthalten, unter anderem in Obst, Müsli und – erneut – Muttermilch. Unsere Muttermilch ist im Kleinen einfach genauso kontaminiert wie unsere Umwelt im Großen und Ganzen. Bei Laboranalysen hat man in Muttermilch Farbverdünner, bei der Textilreinigung eingesetzte Flüssigkeiten, Flammschutzmittel, Pestizide und Raketentreibstoff gefunden. »Von den meisten dieser Chemikalien stellt man zwar nur mikroskopisch kleine Mengen fest«, bemerkt die Journalistin Florence Williams, »aber trotzdem: Würde Muttermilch im örtlichen Supermarkt verkauft, wären bei DDT-Rückständen und Weichmachern die Obergrenzen der Lebensmittelsicherheitsbestimmungen ziemlich sicher überschritten.«

Die Definition von *Toxin* kann überraschen, wenn man daran gewöhnt ist, das Wort im Zusammenhang mit Flammschutzmitteln und Parabenen zu hören. Auch wenn *Toxin* heutzutage oft im Zusammenhang mit menschgemachten Chemikalien benutzt wird, ist der Begriff in seiner präzisesten Bedeutung doch immer noch für biologisch vorkommende Gifte reserviert. Das Pertussis-Toxin beispielsweise ist verantwortlich für die Schädigung der Lungen, weswegen man noch Monate nach Abtötung der Verursacher-Bakterien diesen ganz spezifisch keuchenden Husten hat. Das Diphtherie-Toxin ist ein derart potentes Gift, dass es ein massives Organversagen auslösen kann, und Tetanus produziert ein tödliches Nervengift. Heutzutage sind wir über Impfungen vor diesen ganzen Toxinen geschützt.

Toxoid wiederum ist die Bezeichnung für ein entgiftetes Toxin, aber die Tatsache, dass es die Gruppe der sogenannten Toxoidimpfstoffe gibt, hilft wahrscheinlich nicht dabei, die weit verbreitete Angst vor Impfungen als Quelle von Vergiftungen zu zerstreuen. Die Verbraucheranwältin Barbara Loe Fisher schürt diese Ängste regelmäßig, indem sie Impfstoffe als »Biologika mit unbekannter Toxizität« bezeichnet und nicht-toxische Konservierungsmittel sowie mehr Studien zur »Toxizität weiterer Impfstoff-Additive« und zu deren potenziellen »kumulativen toxischen Effekten« fordert. Es ist nicht einfach zu greifen, was genau sie mit *Toxizität* meint – mal sind es biologische Impfstoffbestandteile, mal Konservierungsmittel und mal eine kumulative Angelegenheit, die nicht nur Gifte in Impfstoffen, sondern Umweltgifte im Allgemeinen bezeichnet.

In diesem Zusammenhang erscheint mir die Angst vor der Giftigkeit als alte Angst mit neuem Namen. Wo in dem Wort *filth* mitsamt seinen moralinsauren Untertönen die Sünden des Fleisches mitschwangen, verdammt das Wort *toxisch* heutzutage die chemischen Sünden unserer industrialisierten Welt. Womit ich nicht sagen will, dass die Sorgen wegen der Umweltverschmutzung nicht berechtigt sind – genau wie die Drecktheorie wurzelt auch die Toxizitätstheorie in zu Recht als gefährlich bewerteten Tatsachen –, aber so, wie wir über Giftigkeit nachdenken, ähnelt es doch irgendwie der Art und Weise, wie wir früher über *Dreck* gedacht haben. Beide Theorien erlauben es ihren Anhängern, durch das Anstreben persönlicher Reinheit das Gefühl der Kontrolle über die eigene Gesundheit zu behalten. Für den Drecktheoretiker folgte daraus der Rückzug ins Häusliche, wo schwere Vorhänge und Fensterläden den Geruch und die Probleme der Armen draußen halten sollen. Wir versuchen heute, durch den Erwerb von gereinigtem Wasser, von Luftreinigern und von Lebensmitteln, die mit Reinheitsversprechen produziert werden, unsere Läden zu schließen.

Reinheit – allen voran die körperliche Reinheit – ist das auf den ersten Blick so unschuldig daherkommende Konzept hinter einer ganzen Reihe der schrecklichsten sozialen Handlungen im vergangenen Jahrhundert. Die Leidenschaft für körperliche Reinheit befeuerte die Eugenik-Bewegung, die es bis zur Sterilisation blinder, schwarzer und armer Frauen trieb. Die Sorge um die körperliche Reinheit steckte auch hinter der US-Gesetzgebung, die noch mehr als ein Jahrhundert nach Abschaffung der Sklaverei Mischehen untersagte, sowie hinter den Sodomiegesetzen, die erst kürzlich für nicht verfassungskonform erklärt wurden. Ein gutes Stück zwischenmenschlicher Solidarität wurde geopfert beim Versuch, eine phantasmatische Reinheit zu bewahren.

Auch wenn wir noch nicht genau wissen, was die große Bandbreite an Chemikalien im Nabelschnurblut und in der Muttermilch für die gesundheitliche Zukunft unserer Kinder bedeutet, so wissen wir doch, dass wir bei unserer Geburt keineswegs »reiner« sind als unsere Umwelt. Wir sind immer schon kontaminiert. Wir haben mehr Mikroorganismen im Darm als Zellen im Körper – wir wimmeln vor Bakterien und stecken voller Chemie. Anders gesagt: Wir sind mit allem hier auf der Erde verbunden. Wir bilden mit allem ein Kontinuum. Vor allem mit anderen Menschen.

In den ersten Wochen nach der Geburt meines Sohnes blies vom See her der Märzwind durch unsere Wohnung, wo ich jede Nacht stundenlang in einem harten hölzernen Schaukelstuhl saß, mein ruheloses Baby wiegte und gegen das Fenster starrte, hinter dem sich die heftig im Wind schwankenden Äste der Bäume kaum ausmachen ließen. Der Stuhl quietschte, der Wind ächzte, und ich hörte es ans Fenster klopfen und ums Fensterbrett flattern und wusste, dass ein Vampir hereinzukommen versuchte. Bei Tag fiel mir dann wieder ein, dass neben dem Fenster ein Fahnenmast stand, an dem eine wehende Fahne und eine schlagende Leine befestigt waren, aber in jenem nächtlichen Augenblick damals fühlte ich Entsetzen. Beruhigen konnte mich nur der Gedanke, dass ein Vampir nur mit meiner Erlaubnis eintreten könne – diesen Glauben hatte mir ein kurz vorher angeschauter Vampirfilm eingepflanzt.

Im Dunkeln vermied ich den Blick in den Spiegel, ich schreckte aus blutigen Alpträumen hoch und sah, wie eigentlich unbewegte Dinge sich bewegten. Tagsüber gewann ich zunehmend den Eindruck, dass der See für mich sang – einen stehenden, tiefen Ton, den nur ich hören konnte. Was ich gleichermaßen beunruhigend wie tröstlich fand. Auf dem Tisch neben meinem Schaukelstuhl hatte ich immer zwei große Literkannen Wasser stehen. Wenn ich beim Stillen diese Kannen anstarrte, musste ich daran denken, wie man mir im Krankenhaus gesagt hatte, ich hätte zwei Liter

Blut verloren. Es war und blieb ein Rätsel für mich, wie irgendjemand genau wissen konnte, wie viel Blut es tatsächlich gewesen war, denn es war über den ganzen Boden gelaufen. Sehr viel später beschrieb mein Mann mir das Geräusch, das es gemacht hatte, als das Blut eine Lache bildete und die Schwestern mit Handtüchern gegen den Rand dieser Pfütze drückten. Wie das Plätschern kleiner Wellen. Ich selbst habe das nicht wahrgenommen, auch dieses plätschernde Geräusch habe ich nicht gehört – die beiden Literkannen aus Glas waren für mich das einzige Maß für das, was ich verloren hatte.

Vampire lagen damals geradezu in der Luft. *True Blood* war eine noch relativ neue Fernsehserie, *The Vampire Diaries* liefen gerade an, und die *Twilight*-Saga entfaltete sich über mehrere aufeinander folgende Bücher, die ich nicht las, gefolgt von mehreren Filmen, die ich nicht sah. Auf einem ständig in meinem Block parkenden Auto klebte ein Sticker, auf dem *Blood Is The New Black* stand, und bei meinem ersten Buchladenbesuch nach der Geburt entdeckte ich eine neue Abteilung, in der es ausschließlich Vampirromane für Jugendliche gab. Vampire waren Teil des kulturellen Augenblicks, aber ich als junge Mutter kam unter anderem deswegen nicht wieder von ihnen los, weil sie mir die Möglichkeit boten, über etwas anderes nachzudenken. Der Vampir war eine Metapher, auch wenn sich kaum sagen lässt, ob für mein Baby oder für mich. Das Baby schlief tagsüber und wachte nachts auf, um sich von mir zu ernähren, manchmal saugte es mir mit seinem zahnlosen Kiefer tatsächlich Blut aus. Mit jedem Tag wurde es kräftiger, ich dagegen blieb schwach und blass. Lebte aber von Blut, das nicht meines war.

Direkt nach der Geburt meines Sohnes, nach einer bis dahin unkomplizierten Entbindung, stülpte sich meine Gebärmutter um, wobei Adern platzten und viel Blut ausströmte. Nachdem ich ohne ärztliche Intervention ein Kind zur Welt gebracht hatte, ohne Schmerzmittel und ohne PDA, wurde ich unter Hochdruck in den OP-Saal gefahren und bekam eine Vollnarkose. Orientierungslos und unter einem Berg von Wärmedecken heftig zitternd wachte ich wieder auf. »Das passiert allen, die hier unten landen«, sagte meine Hebamme von einem in Licht und Nebel getauchten Ort über mir, womit sie unabsichtlich meinen Eindruck bestätigte, dass es mich ans Ufer des Styx verschlagen hatte. *Wo ist hier unten?*, fragte ich mich. Ich war zu schwach, um mich groß zu bewegen, aber bei dem Versuch stellte ich fest, dass aus meinem Körper mehrere Schläuche und Kabel hingen, dass ich in jedem Arm eine Nadel und im Bein einen Katheter stecken hatte, dass ich Abhörgerätschaften auf der Brust und eine Sauerstoffmaske auf dem Gesicht hatte.

Als ich im Aufwachraum wieder allein war, glitt ich zurück in den Schlaf, wachte aber bald darauf mit dem nervenzerrüttenden Gefühl wieder auf, dass meine Atmung ausgesetzt hatte. Um mich herum piepten Maschinen. Eine Schwester hantierte an ihnen herum und meinte, sie glaube, die Dinger würden nicht richtig funktionieren, sie hätten nämlich angezeigt, dass meine Atmung ausgesetzt habe. Ich hustete und bekam nur sehr schlecht Luft. Ich schaffte es gerade noch, »Hilfe!« von mir zu geben, dann wurde ich ohnmächtig. Als ich wieder zu mir kam, stand ein Arzt am Fußende meines Bettes, und man beschloss, dass ich eine Bluttransfusion bekommen sollte. Das versetzte die Schwester in helle Aufregung, und sie meinte zu mir, Transfusionen seien die reinste Zauberei. Sie habe schon gesehen, wie grauhäutige Menschen nach einer Transfusion wieder Farbe annahmen, sie habe gesehen, wie bewegungsunfähige Menschen sich danach aufsetzten und etwas essen wollten. Ohne die Wörter *Leben* oder *Tod* zu bemühen, ließ sie mich wissen, dass sie gesehen hatte, wie Tote wieder lebendig wurden.

Als das gekühlte Blut in meine Venen lief, fühlte ich mich

nicht gerade wieder lebendig. Ich empfand einen bösen kalten Schmerz, der sich vom Arm in Richtung Brust ausbreitete. »Normalerweise ist man währenddessen nicht bei Bewusstsein«, sagte der Arzt, als ich ihn auf die Temperatur des Blutes ansprach. Er balancierte riskant auf einem Stuhl mit Rollen und bastelte an einer improvisierten Halterung, die den Blutbeutel näher an die Zimmerdecke beförderte, weil das Blut so qua Erdanziehung schneller in meinen Körper gesaugt werden sollte. Laut Krankenhausstatuten durfte mein Baby nicht bei mir im Aufwachraum sein. Daran konnte der Arzt auch nichts ändern, aber er konnte sich immerhin etwas ausdenken, um das Blut schneller in mich hineinzukriegen, damit ich schneller wieder aus dem Aufwachraum rauskam. Mein Gesichtsfeld wurde an den Rändern schwarz, mein Magen drehte sich um, und das Zimmer drehte sich auch. Alles ganz normal, sagte der Arzt zu mir. »Sie wissen doch: Es ist nicht Ihr Blut.«

Für die extreme Ängstlichkeit, die ich in den Wochen nach der Geburt meines Sohnes empfand, gibt es viele Erklärungen: Ich war gerade Mutter geworden, ich war weit weg von meiner Familie, ich war anämisch, ich war im Übermüdungsdelirium. Aber die wahre Ursache meiner Angst konnte ich erst Monate später dingfest machen, als ich mit meinem kleinen Kanu, dessen gebogene Holzlatten mit fast durchsichtigem Leintuch bespannt waren, auf den Lake Michigan hinausfuhr. Ich war mit diesem Boot schon oft auf dem See gewesen und hatte nie Angst gehabt, diesmal aber pochte mir das Blut in den Ohren. Seit Neuestem waren mir die Unermesslichkeit und die ungeheure, kalte Tiefe des Wassers unter mir bewusst, und fast schmerzhaft spürte ich die Zerbrechlichkeit meines Bootes. *Oh,* dachte ich mit einiger Enttäuschung, *ich habe einfach nur Angst vor dem Tod.*

Vampire sind zwar unsterblich, aber so richtig am Leben

sind sie auch wieder nicht. *Untot* war der Begriff, den Bram Stoker Dracula zudachte. Frankenstein, Zombies und jedwede wandelnde Leiche – sie alle sind eher untot und eben nicht unsterblich, so wie die griechischen Götter. In den Monaten, in denen ich mich von der Geburt meines Sohnes erholte und immer wieder einen Grund fand, über dieses Thema nachzudenken, amüsierte mich der Begriff *untot*. Ich war am Leben – und sehr dankbar dafür –, aber ich fühlte mich komplett untot.

Während der Operation, die meine Gebärmutter wiederherstellte, bekam ich Nitroglycerin gespritzt. »Das gleiche Zeug, das auch in Bomben steckt«, berichtete meine Hebamme. Sofort nachdem ich aus dem Aufwachraum wieder draußen war, wollte ich die Infusionsschläuche wieder aus dem Arm haben, um meinen Sohn bequem halten zu können, aber die Hebamme erklärte mir, dass ich zur Verhinderung einer Infektion noch intravenös Antibiotika bekommen sollte. »Sie hatten viele Hände in sich drin«, meinte sie unumwunden. Zwei dieser Hände waren ihre gewesen, um bei der Geburt von Baby und Plazenta zu helfen, aber dann war noch die Operation gekommen, die ausschließlich von menschlichen Händen und ganz ohne Schnitte ausgeführt worden war. Als ich das erfuhr, fand ich es gleichzeitig magisch und profan: Die Technologie, die mich gerettet hatte, waren nichts als Hände gewesen. Natürlich: Unsere Technologie *sind* wir.

Sie hatten viele Hände in sich drin war ein Satz, der zusammen mit *Sie wissen doch: Es ist nicht Ihr Blut* noch lange nach der OP in mir nachhallte. Meine Schwangerschaft hatte mich – wie es jede Schwangerschaft tut – auf die Erkenntnis vorbereitet, dass mein Körper nicht mir allein gehört und dass seine Grenzen durchlässiger sind, als man mich bislang hatte glauben machen wollen. Diese Erkenntnis fiel mir nicht leicht, und ich war geschockt davon, wie viele der Metaphern, die mir während der Schwangerschaft in den Kopf kamen, mit politischer Gewalt zu tun hatten: Invasion, Besetzung und Kolonisierung. Aber unter der Geburt, als meinem Körper größte Gewalt angetan wurde, hatte ich ein ganz starkes, waches Empfinden dafür, dass die körperliche Abhängigkeit von einem anderen Körper nicht eklig, sondern wunderschön ist. Alles, was mir nach der Entbindung im Krankenhaus widerfuhr – sogar die Dinge, die mir im Rückblick kalt oder brutal erscheinen –, erlebte ich im konkreten Moment als strahlend vor lauter Menschlichkeit. Die Alarmglocken klingelten für mich, Ärzte eilten zu mir, Beutel voller Blut wurden für mich hochgehängt, Eiswürfel wurden mir an die Lippen gehalten. Menschenhände steckten in mir sowie in allem, das mit mir in Kontakt kam – im Nitroglycerin, in den Maschinen, die meine Atmung überwachten, und in dem Blut, das nicht meines war.

»Wer bestimmte Augenblicke der Geschichte oder bestimmte kulturelle Momente verstehen will, muss sich nur die gerade angesagten Vampire ansehen«, schreibt Eric Nuzum, Autor von *The Dead Travel Fast: Stalking Vampires from Nosferatu to Count Chocula*. Unsere Vampire heute sind nicht wie die erbarmungslosen viktorianischen Vampire, denen das Blut von Babys mundete und die damit auch kein Problem zu haben schienen. Unsere heutigen Vampire sind zerrissen. Manche von ihnen bleiben lieber hungrig, als dass sie sich von Menschen ernährten, manche trinken synthetisches Blut. »Fast alle zeitgenössischen Vampire geben sich redlich Mühe, moralisch integer zu sein«, fiel auch der Journalistin Margot Adler auf, nachdem sie sich nach dem Tod ihres Ehemanns monatelang nur mit Vampirromanen und Vampirserien beschäftigt hatte. »Es ist allgemein üblich, über Vampire mit ihrer hypnotischen Kraft, ihrem Eindringen in die Intimsphäre, ihrem Bluttrinken usw. unter sexuellen Vorzeichen zu sprechen«, schreibt sie. »Aber die meisten der modernen Vampire haben es gar nicht so sehr mit dem Sex, sondern vielmehr mit der Macht.«

Macht ist natürlich per se vampirisch. Wir genießen sie nur dann, wenn jemand anderes sie nicht hat. Macht ist das, was Philosophen ein *positional good* nennen würden, also ein Gut, dessen Wert sich davon ableitet, wie viel davon man im Vergleich zu anderen hat. Auch Privilegien sind ein solches positionelles Gut, es gibt sogar Argumente dafür, auch die Gesundheit dazuzuzählen.

Was unsere Vampire sonst noch alles sein mögen: Sie bleiben eine Erinnerung daran, dass unsere Körper permeabel sind. Eine Erinnerung daran, dass wir uns voneinander ernähren, dass wir uns gegenseitig zum Leben brauchen. Unsere Vampire spiegeln sowohl unsere schrecklichen Begehrlichkeiten wie unsere zerquälte Zurückhaltung. Wenn unsere Vampire sich schwer tun mit ihrem Blutbedarf, dann schenken sie uns einen Ansatzpunkt zum Nachdenken über das, was wir voneinander brauchen, um überleben zu können.

Auf seinem linken Arm hat mein Vater eine Narbe von der Pockenimpfung, die er vor mehr als einem halben Jahrhundert bekommen hat. Diese Impfung ist verantwortlich für die weltweite Ausrottung der Pocken. Der letzte Fall einer natürlichen Infektion ereignete sich in dem Jahr, in dem ich geboren wurde. Drei Jahre später, 1980, wurde die Krankheit, die im 20. Jahrhundert mehr Menschen getötet hat als alle Kriege dieses Jahrhunderts zusammen, offiziell für von der Erde getilgt erklärt.

Heute existiert das Pockenvirus nur noch in zwei Laboren, eines in den USA, eines in Russland. Ab dem Zeitpunkt der Ausrottung der Pocken setzte die Weltgesundheitsbehörde beiden Staaten mehrmals hintereinander eine Frist, innerhalb derer diese Bestände hätten zerstört werden sollen, aber keiner der beiden Staaten erfüllte die Auflagen. In einer Unterredung zum Thema plädierten die USA 2011 für mehr Zeit mit dem Virus, um – rein aus Sicherheitsgründen – einen besseren Impfstoff entwickeln zu können. Heute sind die Pocken also keine Krankheit mehr, sondern nur noch eine potenzielle Waffe. Und sogar wenn die letzten Bestände doch noch zerstört werden sollten, bleiben sie möglicherweise trotzdem eine Waffe. Es gibt so viel, was wir über die Pocken nicht wissen, zum Beispiel, warum sie so hochansteckend sind, aber theoretisch wissen wir genug, um sie im Labor wiederauferstehen zu lassen. Wie Carl Zimmer schreibt: »Unser Wissen beschert dem Virus seine ganz eigene Unsterblichkeit.«

Dreißig Jahre nach dem Ende der routinemäßigen Pockenimpfung in den USA beauftragte die Regierung Wissenschaftler der Universität von Iowa, die übriggebliebenen Impfstoffbestände auf ihre Wirksamkeit hin zu überprüfen. Es war die bleierne Zeit nach 9/11, als jedem nur denkbaren Terrorangriff zuvorgekommen werden sollte, darunter auch dem Einsatz von Pocken als biologischer Waffe. Der Pockenimpfstoff erwies sich auch nach jahrzehntelanger Lagerung und Verdünnung noch als wirksam. Aber laut Patricia Winokur, der Direktorin der Vaccine Research and Education Unit an der Universität von Iowa, waren die Ergebnisse des Impfstofftests »nach heutigem Standard inakzeptabel«: Ein Drittel aller, die den Impfstoff erhalten hatten, bekam hohes Fieber oder Hautausschlag, in mehreren Fällen folgte eine tagelange Erkrankung.

Der Impfstoff eliminierte also die Pocken, ist aber bis heute deutlich gefährlicher als jeder andere, der zurzeit auf dem Impfplan für Kinder steht. Das Risiko, nach der Pockenimpfung zu sterben, liegt Schätzungen zufolge bei eins zu einer Million. Und die Wahrscheinlichkeit, im Anschluss an die Impfung ins Krankenhaus zu müssen, bei eins zu hunderttausend. Viele der Kinder in der Generation meines Vaters nahmen dieses Risiko auf sich. Sie gehörten zur Generation der »Polio Pioneers«, jener landesweit 650 000 Kinder, die von ihren Eltern während der Testphase des allerersten Polioimpfstoffs zu Freiwilligen gemacht wurden, nachdem Jonas Salk den Impfstoff an sich selbst und seinen drei Söhnen ausprobiert hatte. Ich habe Fotos von den »Polio Pioneers« gesehen: Schulkinder, nur wenig älter als mein Sohn, die mit hochgerollten Hemdsärmeln in Reih und Glied stehen und in die Kamera grinsen.

Über die Eltern dieser Kinder schreibt Jane Smith: »Sie hatten Angst vor Polio und der Bombe, weswegen sie über beides in tendenziell ähnlichen Begriffen nachdachten: als urplötzlich hereinbrechende Gewalt, die ohne Vorwarnung angreift und ihres sowie das Leben ihrer Kinder vernichtet.« Die »Polio Pioneers« wurden kurz nach Hiroshima geboren, in Elternhäuser hinein, wo die Eltern in vielen Fällen selbst im Krieg gewesen waren. Ihre Einwilligung, den Kindern den Versuchsimpfstoff zu spritzen, gaben diese Eltern durch Formulare, auf denen nicht um ihre Zustimmung gebeten, sondern ihnen die Erlaubnis erteilt wurde, um die Teilnahme am Experiment »zu ersuchen«. Heutzutage sind Eltern, die ein solches Ersuchen stellen, kaum noch denkbar. Wir fordern zwar ständig mehr Impfstofftests und mehr Versuche an Menschen, aber doch immer unter der unausgesprochenen Voraussetzung, dass es nicht unsere Kinder sind, die diesen Versuchen unterworfen werden.

Aller Wahrscheinlichkeit nach ist Polio die nächste Krankheit, die durch breitflächige Impfung ausgerottet werden wird – auch wenn sich dieses Projekt schon als schwieriger erwiesen hat als im Fall der Pocken. Anders als bei den Pocken nämlich zeigt die Mehrheit aller Menschen, die sich mit Polio anstecken, keinerlei Symptome oder Lähmungserscheinungen, kann die Krankheit aber dennoch an andere weitergeben. Es gibt keinen sofort erkennbaren Hautausschlag, aufgrund dessen man wie bei Pocken jeden Fall identifizieren und unter Quarantäne stellen könnte, weswegen die Ausrottung von Polio viel stärker von der Durchimpfung abhängig ist.

Heute tritt Polio nur noch in Pakistan, Afghanistan und Nigeria auf. In Nigeria kam der Anti-Polio-Feldzug 2003 zeitweise zum Stillstand, als religiöse und politische Führer sich die weit verbreitete Angst zunutze machten, die Impfkampagne sei ein Komplott westlicher Mächte, um muslimische Kinder zu sterilisieren. »Wir glauben, dass die Hitlers von heute den oral einzunehmenden Polioimpfstoff vorsätzlich mit Medikamenten gepanscht haben, die unfruchtbar machen, und dass sie ihn mit gewissen Viren verunreinigt haben, die bekanntermaßen HIV und AIDS verursachen«, behauptete der Vorsitzende des Obersten Scharia-Gerichts und drängte Eltern dazu, die Impfung abzulehnen.

In einer Zeit steigender westlicher Aggression gegen muslimische Staaten, so die Beobachtung der Anthropologin Maryam Yahya, zogen die Muslime in Nigeria eine Verbindungslinie zwischen der Invasion in Irak und Afghanistan und der Invasion ihrer Häuser durch von Tür zu Tür gehende Impfärzte. Und weil es Polio in den primär muslimischen Gebieten des Landes schon immer gegeben hat, erschien ihnen der Anti-Polio-Feldzug überproportional gegen Muslime gerichtet. Dazu kam noch die Unsicherheit durch das Auseinanderbrechen des nigerianischen Staates. Als konkurrierende politische Gruppen den oral verabreichten Polioimpfstoff daraufhin untersuchten, ob er tatsächlich ein Östrogen enthalte, das möglicherweise Auswirkungen auf die Fruchtbarkeit hat, kam man zu unterschiedlichen Ergebnissen – die eine Gruppe fand nichts, die andere Spuren des Hormons. Dazu kam, dass es in Nigeria landesweit keine medizinische Grundversorgung gibt. Yahya schreibt: »Die Menschen in Nigeria staunen nur, welche Mengen an Geld die Regierung mit Unterstützung der internationalen Gemeinschaft auf kostenlosen Polioimpfstoff verwendet, während grundlegende Medikamente, sogar für die gängigsten leichteren Erkrankungen, für einen Durchschnittsbürger nicht erhältlich sind.« Während man sich ganz dem Vorstoß zur Ausrottung von Polio widmete, mangelte es an Aufmerksamkeit für andere vermeidbare Krankheiten wie die Masern – und das, obwohl daran sogar mehr Kinder starben.

»Was in meinen Gesprächen zunehmend deutlich wird«, schreibt Yahya über ihre Feldforschung in Nigeria, »ist das fehlende Vertrauen der Bevölkerung in die Regierung und in den Westen, die von vielen als kriminelle Komplizen wahrgenommen werden.« Sie warnt davor, diesen Argwohn auf die leichte Schulter zu nehmen. Jegliche Gerüchte, die über die Impfungen kursierten, sollten vielmehr verstanden werden als »ein Idiom, in dem legitime Kommentare abgegeben werden über breitflächig gemachte politische Erfahrungen in kolonialen und postkolonialen Kontexten«. Schon 2004, also weniger als ein Jahr nach Beginn des Impfboykotts, war Nigeria für die Welt zum Polio-Hauptansteckungsort geworden. Von hier aus breitete sich die Krankheit in 17 weitere Länder aus, darunter Benin, Botswana, Burkina Faso, Kamerun, die Zentralafrikanische Republik, Tschad, Elfenbeinküste, Äthiopien, Ghana, Guinea, Mali, Sudan und Togo. Der Boykott endete erst, als die nigerianischen Behörden einem von einer in einem muslimischen Land ansässigen Firma hergestellten Polioimpfstoff die Zulassung erteilten.

In Nord-Pakistan stoppte ein Taliban-Führer die Polioimpfungen auf seinem Gebiet und wollte sie nur wieder anlaufen lassen, wenn die USA mit ihren Drohnenangriffen aufhörten. Breitflächiges Impfen, so behauptete er, sei eine Form amerikanischer Spionage. Damit bewegte er sich auf ähnlichem Terrain wie die Gerüchte über Geheimkomplotte in Nigeria, allerdings ließ sich seine Behauptung unglücklicherweise deutlich leichter belegen. Bei der Jagd auf Osama bin Laden hatte die CIA tatsächlich eine Pseudo-Impfkampagne angezettelt – man spritzte zwar echten Hepatitis-B-Impfstoff, aber nicht alle drei zur vollständigen Immunisierung notwendigen Dosen –, um DNA-Material zu sammeln, das man zur Klärung von bin Ladens Aufenthaltsort brauchte. Dieses Täuschungsmanöver hatte – wie andere Kriegshandlungen auch – Frauen und Kindern das Leben gekostet. Die pakistanischen Lady Health Workers, ein Team von über 110 000 in allen Gemeinden direkt vor Ort arbeitenden Gesundheitshelferinnen, hatten schon jahrelange brutale Einschüchterungsversuche der Taliban ertragen müssen und konnten es sicher nicht brauchen, mit der CIA in Verbindung gebracht zu werden. Kurz nachdem die Taliban die Impfung verboten hatten, wurden neun Menschen, die gegen Polio geimpft hatten, fünf davon Frauen, in einer geplanten Anschlagsserie ermordet.

Die Polio-Kampagne in Pakistan wurde nach den Morden ausgesetzt, aber nach ihrer Wiederaufnahme ging es sowohl in Pakistan als auch in Nigeria mit dem Morden weiter. In Nigeria wurden 2013 neun Polio-Impfärzte erschossen, und in Pakistan sind – Stand Niederschrift dieses Textes – insgesamt 22 Gesundheitshelferinnen und -helfer umgebracht worden. Während der Aussetzung der Impfungen wurden Polioviren aus Pakistan in ägyptischen Abwasserproben gefunden – nachdem in Ägypten fast ein Jahrzehnt lang keine Polio mehr aufgetreten war. Darauf folgend wurde Polio in Israel, im Gaza-Streifen und in der Westbank gefunden, und in Syrien lähmte die Krankheit 13 Kinder. Polio überwindet leicht jede Landesgrenze, weswegen die Impfverweigerung in der internationalen Kriegsführung eine leicht einzusetzende Waffe ist.

Es gibt eine Szene in *Apocalypse Now*, die entsetzlicher ist als alles, was sich Francis Ford Coppola für seine *Dracula*-Verfilmung ausgedacht hat: Colonel Kurtz erzählt davon, wie er, nachdem sie in einem Lager Kinder gegen Polio geimpft hatten, zu ebenjenem Lager zurückkam und feststellen musste, dass allen Kindern die Arme abgehackt worden waren. »Sie lagen auf einem Haufen«, sagt er, »ein Haufen kleiner Arme.« Dieser Haufen kleiner Arme steht für den Vietnamkrieg und erinnert an das *Herz der Finsternis* und daran, wie dort ein Haufen abgehackter Hände für Belgisch-Kongo steht.

An diese Ärmchen und Hände musste ich denken, als mir eine Freundin, die während des Kriegs in Vietnam geboren wurde, erzählte, dass sie noch im Mutterleib Agent Orange ausgesetzt war. Als sie dann in die USA gekommen war, ließ sie aus einer ganzen Reihe von Gründen ihre Kinder nicht im Säuglingsalter impfen, unter anderem wegen des Gefühls, es sei einfach nicht sicher. Ich widersprach ihr zwar, fühlte mich dabei aber sehr unwohl, wusste ich doch, dass mein Verständnis von Sicherheit das Resultat eines deutlich behüteteren Lebens als des ihrigen war. Ich konnte nicht von ihr verlangen, dass sie ihre Kinder zugunsten der Bürger des Landes, das sie in Gefahr gebracht hatte, einem Risiko aussetzte. Und kam zu dem Schluss, dass ich nur hoffen konnte, dass der Körper meines Kindes ihre Kinder vor Krankheiten schützen würde. Wenn das Impfen zur Kriegshandlung gemacht werden kann, kann es auch dabei behilflich sein, Taten der Liebe zu tun.

Im Frühjahr 1956 kam im japanischen Minamata ein fünfjähriges Mädchen mit Beschwerden beim Gehen und Sprechen sowie krampfartigen Zuckungen ins Krankenhaus. Zwei Tage später wurde ihre Schwester mit denselben Symptomen aufgenommen, kurz darauf wurden acht weitere Personen eingewiesen. Mitarbeiter der Gesundheitsbehörde, die diese rätselhafte Krankheitswelle untersuchten, stießen auf krampfhaft zuckende, verrückt werdende Katzen, vom Himmel fallende Krähen und tot in der Bucht treibende Fische. Die Chemiefabrik von Minamata leitete ihre mit Methylquecksilber kontaminierten Abwässer in die Bucht, wo sich das Gift in den Fischen und Meeresfrüchten anreicherte, die die Menschen aßen. Gesunde Mütter gebaren Babys mit Nervenschäden, und am Ende gingen die Quecksilbervergiftungen in die Tausende.

2013 wurde eine weltweite Konvention zum Verbot von Quecksilber nach Minamata benannt. Das Übereinkommen garantierte die Stilllegung von Quecksilberminen bis 2020, die Kontrolle von Kraftwerksemissionen und den Verzicht auf Herstellung, Import und Export vieler quecksilberhaltiger Produkte – darunter Batterien, Leuchtstoffröhren, Kosmetika und Pestizide. Nutznießer dieser Konvention, so der Direktor des Umweltprogramms der Vereinten Nationen, sei die ganze Welt.

Eine der bekanntesten Ausnahmen von diesem Verbot wurde für Thiomersal gemacht, diesen in einigen Impfstoffen enthaltenen Konservierungsstoff aus Ethylquecksilber. Die Weltgesundheitsorganisation empfahl diese Ausnahme im Interesse der globalen Gesundheit, und die American Academy of Pediatrics (der US-amerikanische Verband der Kinderärzte; Anm. d. Übers.) unterstützte diese Empfehlung. Was, so konstatierten zwei Mitglieder dieses Verbands, allerdings eine »signifikante Abkehr« von der Position von 1999 war, als die Kinderärzte noch für die Beseitigung von Thiomersal aus allen Kinderimpfstoffen plädiert hatten. Diese Kehrtwende hatte Vorwürfe zur Folge: In den eigenen Impfstoffen hielten die USA Quecksilber für bedenklich, mit Quecksilber in den Impfstoffen anderer Länder habe man aber kein Problem. Darin schwang der Vorwurf mit, die USA setzten den Rest der Welt ihrem Sondermüll aus, was man leicht glauben konnte, traf es doch in anderen Kontexten durchaus zu.

Die Stellungnahme des US-Kinderärzteverbands von 1999 empfahl, die Verwendung von Thiomersal auszusetzen, solange die Sicherheit dieses Konservierungsstoffes noch geprüft werde, aber allzu viel Besorgtheit ließ sich daraus nicht herauslesen. Thiomersal, so der Verband, sei seit den 1930er Jahren in Impfstoffen enthalten. Die Bedenklichkeit von Thiomersal ließ sich nicht eindeutig nachweisen, aber gleichermaßen dünne Beweise belegten zum damaligen Zeitpunkt das Gegenteil. Eine breit angelegte Studie zum Thema Quecksilber lief noch, und der Verband gab seine Stellungnahme ab, kurz nachdem die US-Arzneimittelzulassungsbehörde festgestellt hatte, dass die Menge an Ethylquecksilber – jenem Quecksilber, das die Vergiftungen in Minamata hervorgerufen hatte –, der ein Kind über den empfohlenen Impfplan hinweg ausgesetzt ist, die gesetzlich festgeschriebenen Höchstwerte möglicherweise doch überschreitet. Folgeuntersuchungen enthüllten »tiefgreifende Unterschiede« zwischen den beiden Quecksilberarten, wovon der signifikanteste der war, dass Ethyl- nicht dieselbe nervenschädigende Wirkung zeitigt wie Methylquecksilber. Ein 2013 in der Zeitschrift *Pediatrics* erschienener Artikel, eine Rückschau auf die in den 13 Jahren seit der Stellungnahme des Kinderärzteverbands erfolgte Forschung, kam zu dem Ergebnis, dass es »keinen glaubhaften wissenschaftlichen Nachweis dafür gibt, dass der Einsatz von Thiomersal in Impfstoffen ein irgendwie geartetes Risiko für die menschliche Gesundheit darstellt«.

Momentan retten Impfstoffe, die Thiomersal enthalten, in 120 Ländern jährlich geschätzte 1,4 Millionen Leben. Thiomersal ist unerlässlich für Mehrfachimpfstoffe, die kostengünstiger herzustellen, zu lagern und zu verschiffen sind als einzeldosierte Impfstoffe. In manchen Ländern kommen Mehrfachimpfstoffe nicht nur deswegen zum Einsatz, weil sie kostensparender sind und weniger Müll hinterlassen als Einzeldosen, sondern auch, weil sie nicht eingefroren werden müssen. Es gibt Gegenden auf der Welt, meistenteils in ärmeren Ländern, wo ein Verbot von Thiomersal einem Verbot der Diphtherie-, Keuchhusten-, Hepatitis-B- und Tetanusimpfung gleichkommen würde.

Der ehemalige Präsident des Kinderärzteverbands deutete unlängst an, dass man, hätte man damals gewusst, was man heute weiß, 1999 das Thiomersal betreffende Papier so nicht verfasst hätte. Möglicherweise stimmt das – auch wenn die damalige Stellungnahme nicht bloß eine Reaktion auf den Datenmangel zu Thiomersal war, sondern auch auf das gesellschaftliche Klima dieser Zeit. Andrew Wakefields Studie von 1998, die den Masern-Mumps-Röteln-Impfstoff mit Autismus in Verbindung brachte, löste eine Welle der Panik aus, die auf eine schon 1981 von einer Studie losgetretene Hysterie aufsattelte. In dieser Studie wurde ein Zusammenhang hergestellt zwischen dem Diphtherie-Tetanus-Keuchhusten-Impfstoff und Hirnschädigungen. Folgestudien in

England, Dänemark und den USA konnten diesen Zusammenhang zwar nicht bestätigen, aber die Alarmglocken hörten nicht mehr so einfach auf zu läuten. Die Stellungnahme des Ärzteverbandes, die eigentlich das Vertrauen in Impfstoffe wiederherstellen sollte, wurde letztendlich zum Export uramerikanischer Ängste missbraucht.

Im Falle einer Epidemie würde Thiomersal wahrscheinlich auch bei uns noch eine so zentrale Rolle spielen wie in anderen Ländern, einfach, weil es die schnellere Herstellung und Verbreitung von Impfstoff ermöglicht. Für den Moment haben wir uns auf kostspielige Impfstoffe in Einzeldosen verlegt, und zwar aus demselben Grund wie andere reiche Staaten: weil wir es können. SafeMinds, eine Autismus-Interessengruppe, die sich mit am lautesten gegen die Thiomersal betreffende Ausnahme in der Minamata-Konvention stark machte, unterstellte wiederholt, dass jene Ausnahme nur mit Geld zustande gekommen war. Was stimmte – schließlich benötigen Länder mit geringem Pro-Kopf-Einkommen bezahlbaren Impfstoff. Gegen die Ausnahme, so schrieben Weltgesundheitsforscher in der Zeitschrift *Pediatrics*, waren ausnahmslos NGOs wie SafeMinds, also Gruppierungen aus einkommensstarken Ländern, in denen ein Verbot von Thiomersal die Impfquote nicht groß beeinflussen würde. Reichere Länder haben den Luxus, Ängste zu pflegen, die sich der Rest der Welt gar nicht leisten kann.

Karl Marx schrieb: »Indem der Kapitalist Geld in Waren verwandelt (...), indem er ihrer toten Gegenständlichkeit lebendige Arbeitskraft einverleibt, verwandelt er Wert, vergangne, vergegenständlichte, tote Arbeit in Kapital, sich selbst verwertenden Wert, ein beseeltes Ungeheuer, ...« Schon im alten Griechenland saugten Vampire Schlafenden das Blut aus und im Europa des Mittelalters verbreiteten sie die Pest. Aber nach der industriellen Revolution trat in der Literatur eine neue Art Vampir auf: der gutgekleidete Gentleman, der bald zu einem bleibenden Symbol des Kapitalismus wurde. Während seiner Präsidentschaftskandidatur 2012 musste sich der Risikokapitalgeber Mitt Romney, dessen Seinsform in der einen oder anderen sportlichen Debatte durchaus kontrovers verhandelt wurde – lebendig oder untot? –, häufig mit einem Vampir vergleichen lassen. Nachdem er es in den Vorwahlen bereits zum »Finanzhai« und »Raubtierkapitalisten« geschafft hatte, wurde er in Barack Obamas Wahlwerbung zum ausgewachsenen, blutsaugenden Kapitalisten. »Sie waren wie Vampire«, sagte ein Stahlarbeiter über die von Romney mitbegründete Firma Bain Capital. »Sie kamen und saugten uns das Leben aus.«

Das Bild des gierigen Vampirs, der ehrlichen Arbeitern das Leben aussaugt, fand großen Widerhall in einem Land, in dem gerade erst aus so gut wie jedem Haus der Wert gesaugt worden war. Hinter einer Immobilienkrise, ausgelöst durch massenhaft an nicht rückzahlungsfähige Hauseigentümer ausgegebene Raubtierkredite, musste Vampirismus stecken. Diese gebündelt an Investoren verkauften Kredite wiederum bekamen, als sie ihren Wert verloren, den Namen »toxische Papiere«.

Die Annahme, dass Kapital selbst toxisch, also giftig, sein kann, führt fast unweigerlich zu der Angst vor einem jede Unternehmung verseuchenden Kapitalismus. Als gegen Ende der H1N1-Epidemie von 2009 klar wurde, dass die Schweinegrippe nicht zu der anfangs von Behördenmitarbeitern befürchteten Sterblichkeitsrate geführt hatte, warf der Europarat der Weltgesundheitsorganisation (WHO) vor, heimlich mit den Pharmakonzernen gemeinsame Sache gemacht und eine »gefälschte Pandemie« erzeugt zu haben, um Impfstoff zu verkaufen. Auf diese Anwürfe reagierte die WHO mit Gelassenheit, eine Sprecherin der Organisation sagte: »Kritik gehört einfach zu jedem Krankheitsausbruch.« Die WHO beauftragte dann aber doch 25 unabhängige Grippeexperten aus 24 Ländern, um das Verhalten der WHO während der Pandemie zu untersuchen.

Als ich den von diesen Experten verfassten Bericht las, blieb ich länger an einem Absatz hängen, in dem die Einrichtung eines Fonds angeregt wurde, aus dem man Mitarbeiterinnen und Mitarbeitern der WHO, die beim Ausbruch einer Pandemie ins Ausland beordert werden, die Kinderbetreuung bezahlen könne. Diese Passage war nur eine Randnotiz, eine wenig wichtige logistische Anmerkung. Was mich innehalten ließ, war das plötzlich vor meinen Augen entstehende Bild dieser ganzen im Hintergrund der Anstrengungen zur Eindämmung von Krankheiten gelebten Leben. Man vergisst leicht, dass eine als »WHO« firmierende Organisation tatsächlich aus Individuen zusammengesetzt ist, die genauso Kinder und Kinderbetreuungsnöte haben wie ich.

Die unabhängigen Experten fanden keinerlei Hinweise darauf, dass die WHO von kommerziellen Interessen beeinflusst worden war oder kommerzielle Akteure eine Einflussnahme überhaupt versucht hatten. Genauso wenig ließ sich nachweisen, dass die WHO wohlwissend das Ausmaß der Epidemie übertrieben hatte. Zwei der im Bericht genannten Gründe, warum manche durch die WHO getroffenen Vorsichtsmaßnahmen im Rückblick etwas unverhältnismäßig wirken konnten, waren, dass die Organisation damals in den Vorbereitungen auf den möglichen Ausbruch der Vogelgrippe H5N1 steckte, einem durchaus lebensbedrohlichen Erregerstamm, und dass erste Schätzungen auch von einer vergleichbar hohen Sterblichkeitsrate bei H1N1 ausgegangen waren. »Grippeviren sind per se unkalkulierbar«, schrieb der Vorsitzende der Expertengruppe in seinem Vorwort zum Bericht und fügte hinzu, dass wir dieses eine Mal »noch Glück gehabt« hätten. Denn »aus Sicht des Komitees«, so schloss der Bericht, »verliert die Intervention so mancher Kritiker, die hinter dem Handeln der WHO unsichtbare kommerzielle Einflussnahmen wittern, den machtvollen Ethos öffentlicher Gesundheitsvorsorge aus dem Blick: Krankheiten zu verhindern und Leben zu retten.«

Wie schwer es uns fällt, uns eine Ethik vorzustellen, die machtvoll genug ist, um in Konkurrenz mit dem Kapitalismus zu treten – obwohl diese Ethik auf nichts anderem als dem immanenten Wert des menschlichen Lebens basiert –, liefert Hinweise darauf, wie erfolgreich der Kapitalismus unserer Fantasie bereits Grenzen gesetzt hat. »Occupy Immunsysteme«, witzelte eine Freundin von mir, als sie hörte, dass ich übers Impfen schreibe. Ich kapierte den Witz nicht sofort und suchte eine ganze Zeit lang im Netz nach einer Organisation namens »Occupy Immune Systems«, deren Existenz mir alles andere als unwahrscheinlich erschien. Zur selben Zeit schwappte der Slogan »Wir sind die 99 Prozent!« von der Wall Street über Chicago nach San Francisco, und die

Occupy-Bewegung wurde rasant zu einer weltweiten Protestform gegen den Kapitalismus.

Immunität ist öffentlicher Raum, der von jenen okkupiert, besetzt werden kann, die sich gegen das Immun-Sein entscheiden. Bei einigen Eltern in meinem Bekanntenkreis hat die Impfverweigerung mit einem weiter gedachten Widerstand gegen den Kapitalismus zu tun. Aber die Ablehnung von Immunität als Variante zivilen Ungehorsams ähnelt auf unheimliche Weise exakt jenen Strukturen, die die Occupy-Bewegung doch eigentlich zerschlagen möchte: Ein einziges privilegiertes Prozent ist gefeit vor Risiken, wofür es allerdings auf die Ressourcen der anderen 99 Prozent zurückgreift.

Dracula, kurz nach dem dritten und letzten Band des *Kapitals* veröffentlicht, lässt sich einigermaßen leicht marxistisch interpretieren. »Wie das Kapital wird auch Dracula ins stetige Wachstum gezwungen«, schreibt der Literaturkritiker Franco Moretti. »Er muss die grenzenlose Expansion seines Herrschaftsbereichs betreiben, Akkumulation liegt in seiner Natur.« Das Entsetzliche an Dracula ist nicht, dass ihm Blut *schmeckt*, so Moretti, sondern dass er Blut *braucht*.

Dracula stellt den Trieb zur Kapitalbildung als per se unmenschlich dar. Wir haben alles Recht der Welt, uns von grenzenlosem industriellem Wachstum bedroht zu fühlen und Angst zu haben vor der Nachrangigkeit unserer Interessen vor den Interessen der Konzerne. Aber die Ablehnung des Impfens untergräbt ein System, das im Grunde genommen gar nicht typisch kapitalistisch ist. Schließlich werden in diesem System die Kosten zu gleichen Teilen von der Bevölkerung getragen, gleichermaßen geteilt wird aber auch der Nutzen. Schutzimpfungen machen es möglich, die Erzeugnisse des Kapitalismus zu Zwecken einzusetzen, die den Zwängen des Kapitals eigentlich zuwiderlaufen.

Susan Sontag hält fest, dass bereits Kriege gegen die Armut, gegen Drogen und gegen Krebs geführt wurden, und schreibt: »Der Missbrauch der Kriegsmetaphorik ist in der kapitalistischen Gesellschaft vermutlich unvermeidlich – einer Gesellschaft, in der die Berufung auf ethische Grundsätze immer seltener und immer unglaubwürdiger wird und in der es als dumm gilt, das eigene Handeln nicht dem Kalkül des Eigennutzes und der Rentabilität zu unterwerfen.« In einer solchen Gesellschaft braucht es für die öffentliche Gesundheit schützende Präventivmaßnahmen ausgeklügelte Rechtfertigungen. Krieg zu führen, so Sontag, ist eine der wenigen Aktivitäten, wo nicht von uns erwartet wird, über Kosten und Zweckmäßigkeit nachzudenken. Einer Krankheit metaphorisch den Krieg zu erklären ist entsprechend unsere Methode, den unvermeidlichen Aufwand beim Schutz der verletzlichsten Mitglieder unserer Gesellschaft zu rechtfertigen.

Als die Gesundheitsbehörde CDC eine geschätzte Zahl der Schweinegrippe-Opfer von 2009 veröffentlichte, war mein Sohn bereits drei Jahre alt. Die von der Behörde veranschlagte Opferzahl lag zwischen 150 000 und 575 000, was diesen H1N1-Ausbruch vergleichbar machte mit einem typischen Grippeausbruch im Winter. Allerdings hatte die Schweinegrippe unverhältnismäßig viele junge Menschen umgebracht. In den USA waren zehnmal mehr Kinder gestorben als an einer typischen Wintergrippe. Weltweit hatte die Pandemie an die 9,7 Millionen Jahre potenzieller menschlicher Lebenszeit vernichtet.

»Immer dem Geld nach«, meint eine Freundin von mir. Sie vertritt die These, dass Impfungen nichts als ein profitgesteuertes, von Pharmakonzernen mit ungebremstem Einfluss auf Regierung und Medizin betriebenes Komplott sind. Das Gespräch mit ihr erinnert mich an den Essay über Paranoia, in dem Eve Sedgwick von einer Unterhaltung mit ihrer

Freundin Cindy Patton irgendwann in den Jahren nach dem Ausbruch von Aids berichtet. Sedgwick fragt ihre Freundin, was sie von den Gerüchten hielte, das HI-Virus sei Teil eines vom US-Militär verfolgten Geheimplans, und die Freundin antwortet, dass sie dafür kein allzu großes Interesse aufbringen könne. Und zwar aus folgendem Grund: »Ich meine, auch wenn wir ganz genau Bescheid wüssten über jedes Detail eines Komplotts, wenn wir also sicher wüssten, dass das Leben von Afrikanern und Afroamerikanern in den Augen der Regierung wertlos ist, dass Schwulen und Drogenabhängigen wenn nicht offener Hass, dann doch mindestens Verachtung entgegenschlägt, und dass das Militär vorsätzlich nach Wegen sucht, als feindlich eingestufte, aber nicht direkt an Kampfhandlungen Beteiligte zu töten … Wenn wir also das alles ganz sicher wüssten – wüssten wir dann irgendwas, was wir nicht längst wissen?«

Ein nigerianischer Friseur meinte zu der These, Impfstoffe seien ein Komplott der westlichen gegen die muslimische Welt: »Wenn die Weißen uns wirklich vernichten wollten, könnten sie das doch viel einfacher haben: Sie müssen nur unsere Cola vergiften.« Da kann ich ihm tendenziell nur Recht geben. Und vermutlich fügt sogar unvergiftete Cola unseren Kindern mehr Schaden zu als das Impfen.

Sedgwick vertritt die Ansicht, dass man nicht gleich paranoid sein muss, nur weil man Feinde hat. Unser Zynismus mag zwar seine Gründe haben, aber traurig ist er trotzdem. Dass so viele Menschen es vollkommen plausibel finden, dass ein breites Netz aus Wissenschaftlern, Behördenmitarbeitern und Ärzten weltweit absichtlich Kindern Schaden zufügt, und zwar des Geldes wegen, ist ein schlagender Beweis dafür, was uns der Kapitalismus schon alles genommen hat: Er hat zum einen alle Arbeitenden, die Reichtum für andere generieren, materiell arm gemacht. Kulturell hat er uns zum anderen verarmen lassen, indem er nicht marktgängiger

Kunst den Wert abspricht. Wirklich und tatsächlich verarmt aber sind wir dann, wenn wir anfangen, die Zwänge des Kapitalismus als den dem Menschen angeborenen Handlungsantrieb zu deuten, wenn wir zu glauben beginnen, dass jeder und jede Eigentum von jemand anderem ist.

Immer wenn ich als Kind über Halsweh klagte, drückte mein Vater auf der Suche nach geschwollenen Lymphknoten sanft auf die Stelle hinter meinem Kieferknochen. Nach vollendeter Untersuchung befand er: »Ich glaube, es ist nicht so schlimm.« Genau das war auch sein Urteil, als ich ihn aus dem College anrief, weil es mir elend ging. »Wahrscheinlich«, so seine Diagnose, »hast du eine Grippe.« Ich fragte ihn, ob ich irgendetwas tun könne, und er legte mir zu meiner Enttäuschung nahe, viel Flüssigkeit zu mir zu nehmen. Dann empfahl er das Rezept seiner Großmutter gegen schwere Erkältungen: in warme Milch gestippten Buttertoast. Er schilderte mir, wie die Butter auf der Milchoberfläche schwamm und wie tröstlich er immer die Fürsorge seiner Großmutter empfunden hatte. Ich wollte wissen, was für eine Medizin ich nehmen könnte, brauchte aber – und das verstand mein Vater sofort – nur ein bisschen Trost. Auch als erwachsener Mensch bin ich immer noch etwas überrascht, wenn ein Arzt mir hinter den Kieferknochen fasst und nach geschwollenen Lymphknoten tastet. Die Zartheit dieser Geste bringe ich bis heute mit der Fürsorglichkeit meines Vaters in Verbindung.

Paternalismus ist in der Medizin seit genau jenem Moment nicht mehr angesagt, seit dem der absolut autoritäre Vater nicht mehr das vorherrschende Konzept der Kindererziehung ist. Aber die Frage, in welcher Form wir uns um andere Menschen kümmern sollten, stellt sich weiterhin. In seinem

Text über Ansätze, Fettleibigkeit bei Kindern einzuschränken, definiert der Philosoph Michael Merry Paternalismus als »Eingriff in die Freiheit anderer zum Zweck der Förderung von Nützlichem oder der Abwendung von Schädlichem«. Diese Form von Paternalismus, stellt Merry fest, findet sich in Verkehrsregeln, Waffengesetzen und Umweltschutzrichtlinien. All das setzt der Freiheit Grenzen – wenn auch aus Gründen der Fürsorge. Sich allerdings in die Erziehung dicker Kinder einzumischen, so seine Argumentation, sei nicht unbedingt fürsorglich. Die klare Zuweisung von Risiko sei an sich riskant. Kinder, die sowieso schon das Stigma ihrer körperlichen Beschaffenheit trügen, würden nur noch klarer zur Zielscheibe. Und Familien, denen ein »Fettleibigkeitsrisiko« zugeschrieben würde, liefen Gefahr, diskriminierend überwacht zu werden. Risikoprävention, so Merrys Schlussfolgerung, werde häufig benutzt, um einen über Zwang funktionierenden Machtgebrauch zu rechtfertigen.

Als Alternative zum Paternalismus wird normalerweise die *Autonomie* gedacht. Aber in der heutigen, manchmal mit dem »Restaurant-Modell« beschriebenen Medizin ist der ärztliche Paternalismus ersetzt worden durch den Konsumismus des Patienten. Der Patient bestellt Tests und Behandlungen, die auf einer auf Marktforschung basierenden Speisekarte stehen. Und der Doktor, der im paternalistischen Modell ein Vater war, ist heute ein Kellner. Das Diktum vom Kunden als König ist gefährlich, wenn es in die Medizin importiert wird. Der Bioethiker Arthur Caplan warnt: »Wenn man den Leuten immer wieder sagt, dass alles Markt ist, dass sie ausschließlich Kunden sind und dass die Autonomie des Patienten bedient zu werden gehört, damit er ein glücklicher Kunde wird, dann handelt man sich das Einknicken der Professionalität vor der Verbrauchernachfrage ein.« Schließlich könnten Ärzte der Versuchung erliegen, uns Patienten zu geben, was wir wollen – auch wenn es nicht gut für uns ist.

»Warum hat der Begriff ›Paternalismus‹ in Medizinerkreisen einen so schlechten Ruf?«, fragt der Arzt John Lee. »Hatten es tatsächlich alle so schwer mit ihrem Vater, dass sich die Antwort auf diese Frage von selbst erklärt?« Lee gesteht zu, selbst paternalistisch zu sein, aber »auf gute Art«. Die Rückkehr zum Paternalismus, sei er gut oder schlecht, ist allerdings nicht die einzige Alternative zum Konsumismus. Als Reaktion auf Merrys Kritik des Paternalismus schlägt die Pädagogin Barbara Peterson vor, über das Problem kindlicher Fettleibigkeit besser maternalistisch nachzudenken. Denn Fürsorglichkeit, so Peterson, sei nicht per se eine Freiheitsberaubung: »Aus feministisch-sorgender Perspektive«, so schreibt sie, »ist *Freiheit* nicht als vollkommene Trennung und Unabhängigkeit von den Eltern definiert.« Wenn uns das Väterliche immer noch an Unterdrückung und Kontrolle erinnert, könnte das mütterliche Prinzip ja vielleicht dabei helfen, Beziehungen zu denken, die nicht nur auf Macht, sondern auch auf Sorge basieren.

»Wer ärztlich betreut werden will«, sagt mein Vater, »muss jemandem vertrauen.« Ich habe ihn angerufen, weil ich ihn wegen eines operativen Eingriffs, den die Kinderärztin meines Sohnes empfohlen hat, um Rat fragen will. Mein Vater teilt mir sehr gern mit, was er zum Thema zu sagen hat, ist aber auch schnell bei der Hand, mich daran zu erinnern, dass er selbst kein Kinderarzt ist. Er möchte nicht der einzige Arzt sein, dem ich mein Vertrauen schenke.

Tatsächlich ist er aber meistens der erste Arzt, den ich konsultiere. Als mein Sohn eines sehr frühen Morgens mit einem von einer allergischen Reaktion derart geschwollenen Gesicht aufwachte, dass das Weiße in seinen Augen über die Iris quoll, rief ich meinen Vater an. Von ihm wollte ich wissen, ob ich in die Notaufnahme fahren musste oder warten konnte, bis in ein paar Stunden die Arztpraxis aufmachte.

Ich könne ruhig abwarten, versicherte mir mein Vater, denn die Schwellung sei nicht gefährlich. »Ist nur Flüssigkeit«, sagte er. Jedes Mal, wenn jetzt die Augen meines Sohnes wieder anschwellen, bete ich mir vor: *Ist nur Flüssigkeit.*

Mein Sohn hat ungewöhnlich heftige Allergien, die er in einem ungewöhnlich frühen Alter entwickelt hat. Weil er eine statistische Anomalie ist, nennt die Kinderärztin ihn »meinen Sonderfall«. Als er drei Jahre alt war, hatten seine Allergien Schwellungen im Nasenhöhlenbereich verursacht, die mehrere schmerzhafte Nebenhöhlenentzündungen hervorgerufen hatten, die wir wiederum mehrfach mit Antibiotika behandelt hatten. Doch die Entzündungen waren unweigerlich immer wieder aufgetreten. Nach der dritten Runde Antibiotika-Kur plädierte die Kinderärztin für die operative Entfernung der Polypen, die derart angeschwollen waren, dass sie seinen gesamten Nasengang verstopften.

Eine OP erschien mir übertrieben, und ich fand es nicht sonderlich wünschenswert, meinem Sohn Teile seines lymphatischen Systems entfernen zu lassen. Als ich mich über den Eingriff informierte, musste ich zu meiner Überraschung feststellen, dass er im frühen 20. Jahrhundert flächendeckend zur Anwendung gekommen war – als eine Art Allheilmittel gegen jedwede Kinderkrankheit. Mein Vater konnte meine Bedenken nachvollziehen. Er selbst hat keine Mandeln mehr, seit ein reisender Arzt bei allen vier Kindern in seiner Familie in einem einzigen Aufwasch die Mandeln entfernte. Was damals noch eine vorbeugende Standardmaßnahme gegen rheumatisches Fieber war, wurde im Weiteren nicht mehr praktiziert, nachdem die Forschung herausgefunden hatte, dass die Risiken des Eingriffs seinen Nutzen überwogen. Es sei klug, sich die Skepsis vor Überbehandlung zur Regel zu machen, meinte mein Vater. Wenn allerdings die Alternative zur Operation die fortgesetzte Einnahme von Antibiotika oder anderen Medikamenten sei, könne ein Eingriff auch der schonendere Weg sein.

Über ein halbes Jahr vertagte ich die Entscheidung immer und immer wieder und probierte in dieser Zeit alles andere aus. Eine Freundin empfahl einen teuren Luftfilter. Ich kaufte ihn. Die Allergologin riet mir, den Fußboden sauber zu halten – eine Sisyphos-Arbeit, wenn man bedenkt, dass ständig mikroskopisch kleine Allergene in der Luft schweben und sich auf dem Boden absetzen. Aber ich wischte unsichtbaren Schmutz weg und bezog das Bett meines Sohnes täglich neu. Ungeachtet seines Protests spülte ich ihm jeden Abend die Nebenhöhlen mit Salzwasser aus. Ich gab ihm ein rezeptpflichtiges Nasenspray. Ich gab ihm unbehandelten Honig zu essen und Brennesseltee zu trinken. Aber dann wurde seine sowieso schon laute Atmung nachts unregelmäßig. Ich hockte neben seinem Bett und hielt in seinen Atempausen selbst die Luft an, um abzuschätzen, wie lange er ohne Luft blieb. Nach besonders langen Atemaussetzern wachte er keuchend und hustend auf. Da machte ich dann doch einen OP-Termin aus.

Am Tag der Operation erinnerte mich die Chirurgin noch einmal daran, keine spektakulären oder sofort merklichen Resultate zu erwarten. Das hatte sie alles schon mit mir besprochen, genauso hatte sie mich vorgewarnt, dass mein Sohn trotz des Eingriffs weiterhin anfällig für Infektionen sein könnte. Auch wenn ich mir also keine Wunder von der OP versprach, so war ich doch voller Hoffnung, dass sie ihm zumindest nicht schaden würde. Es sei ein einfacher Routineeingriff, versicherte sie mir. Das Gefährlichste daran sei die Betäubung.

Während wir in einem Zimmer voller Spielzeugstethoskope und -spritzen warteten, kam der Anästhesist und wollte wissen, ob ich noch Fragen hätte. Ich sagte, ich wäre gern bei meinem Sohn, während er die Narkose bekäme und wieder aus ihr aufwachte. Der Arzt erstarrte, als er diesen Wunsch hörte. Studien hätten ergeben, sagte er dann, dass Körpersprache und Gesichtsausdruck von ängstlichen Müttern bei Kindern Angst vor der Operation und Widerstand gegen die Narkose auslösen könnten. Ich entgegnete, dass man dieses Ergebnis wohl auf zwei verschiedene Arten interpretieren könne: Man könne sagen, dass die Anwesenheit der Mutter nicht gut sei für das Kind, oder aber schlussfolgern, dass die Stärkung des mütterlichen Vertrauens zentral sei für das Wohlergehen des Kindes. Halblaut fingen wir an zu diskutieren, während sich mein Mann und mein Sohn auf der anderen Seite des Zimmers gegenseitig Verbände anlegten. Die implizite Unterstellung, ich sei eine Hysterikerin und somit eine Gefahr für mein Kind, machte mich derart wütend, dass ich kurz davor stand, tatsächlich hysterisch zu werden. Schlussendlich fanden wir einen Kompromiss. Ich bekam die Erlaubnis, meinem Sohn die Hand zu halten, während er die Narkose bekam – sollte mich allerdings so hinsetzen, dass er mein Gesicht nicht sehen konnte.

Im Operationssaal redete ich also von außerhalb seines Blickfelds mit meinem Sohn, bis die Narkose Wirkung zeigte. Dabei zuzusehen, wie die Muskelspannung aus seinem Gesicht und Körper wich, war verstörend, so, als sähe man bei einer Probe fürs Sterben zu. Als er bewusstlos war, wollte ich so schnell wie möglich zurück in den Warteraum, aber zu meinem großen Ärger rief mir der Anästhesist hinterher: »Aber wollen Sie ihm denn keinen Kuss geben?«

Ein Luftballon mit Smiley-Gesicht dongte immer wieder geräuschlos gegen die Decke des Warteraums. Er war bei uns geblieben, seitdem mein Mann ihn von dem Plüschschwein losgemacht hatte, das mein Sohn von einer Kinderkrankenschwester bekommen hatte, die mir versichert hatte, das Schwein dürfe meinen Sohn in den OP-Saal begleiten. Damit waren dann auch sämtliche Ärzte einverstanden, sogar die strenge Chirurgin. Alle schienen der Überzeugung zu sein, dass das Schwein meinem Sohn eine Quelle des Trostes sein würde.

Vielleicht als mir zugedachte Bestrafung, vielleicht aufgrund eines Irrtums, vielleicht auch einfach als Ergebnis bloßer Routine wachte mein Sohn auf, bevor ich in den Aufwachraum beordert wurde. Ich konnte ihn auf dem gesamten Weg durch den Flur schreien hören: »Mama! Wo ist meine Mama?« Aus meiner eigenen Erfahrung mit OPs weiß ich, dass einem der Moment, bevor man von der Narkose einschläft, und der Moment, in dem die Narkose nachzulassen beginnt, wie ein- und derselbe Moment erscheinen können – entsprechend war ich in der Wahrnehmung meines Sohnes von jetzt auf gleich verschwunden. Als ich bei ihm ankam, ruderte er in orientierungsloser Panik wild mit den Armen und versuchte, sich den Infusionsschlauch aus dem Körper zu reißen. Ich stieg auf die Bahre, nahm ihn in die Arme, streichelte ihm über die Haare und versuchte, während er laut weinte, seine Hände von dem Schlauch fernzuhalten. »Daran wird er sich nicht erinnern«, versicherte mir der Anästhesist nervös. Ich hatte genug damit zu tun, meinen Sohn zu beruhigen, sah aber trotzdem kurz zu ihm hoch: »Aber ich.«

Mein Vater behauptet, die Zeit sei reif für eine neue Version von *Dracula*, in der der Vampir als Metapher für die Medizin herhalten muss. Schließlich, so sagt er, »saugt die Medizin den Leuten doch in mehrfacher Hinsicht das Blut aus dem Leib«. Die Kosten für die Operation meines Sohnes überstiegen die Kosten für seine Geburt um ein Vielfaches, weswegen der Eingriff für viele Familien gar nicht zur Wahl gestanden hätte. Daran musste ich in den ersten Tagen nach der OP denken, als mein Sohn plötzlich leicht und ruhig atmete. Er schlief besser, er nahm zu, und er hatte keine Nebenhöhlenentzündungen mehr. Heute bereue ich, dass ich die OP so lange hinausgezögert habe. Mein Mann nicht. Er findet, unsere Skepsis war verantwortungsbewusst.

Ob trotz oder wegen seines Berufs ist auch mein Vater selbst einigermaßen skeptisch, was die Medizin anbelangt. Im Scherz meinte er mal, er würde gern ein Lehrbuch für angehende Ärzte schreiben, in dem nur zwei Sätze stünden: »Lässt man sie in Ruhe, lösen sich die meisten Probleme von selbst. Die das nicht tun, bringen den Patienten aller Wahrscheinlichkeit nach um – ganz egal, was man unternimmt.« Was ein Argument für Präventivmedizin ist – und ein resignierter Seufzer.

Ich bin bis heute dankbar für die Operation meines Sohnes. Genauso bin ich bis heute wütend auf den Anästhesisten – und entsetzt über mich selbst, weil ich mein Kind jemandem anvertraut habe, dem ich selbst nicht vertraute. »Wo Vertrauen herrscht, ist Paternalismus unnötig«, schreibt der Philosoph Mark Sagoff. »Und wo kein Vertrauen herrscht, ist er unerträglich.« Wir sitzen also in der Zwickmühle.

Als ich während der Schwangerschaft die im Wartezimmer meiner Hebamme ausliegenden Zeitschriften durchblätterte, stieß ich auf Werbeanzeigen für verstörende kleine Skulpturen, die ich aus den Ultraschallbildern meines sich entwickelnden Fötus hätte machen lassen können. Und es gab Anzeigen, die für die ebenfalls rätselhaften Dienste privater Nabelschnurblutbänke warben. Meine Hebamme hatte mich bereits darüber informiert, dass ich das Nabelschnurblut meines Sohnes an eine öffentliche Bank spenden könnte, die es dann Menschen mit Leukämie, Lymphomen und anderen Krankheiten zu Transplantationszwecken zur Verfügung stellen würde. Die privaten Blutbanken, die in den Zeitschriften inserierten, boten an, das Blut meines Kindes zu einem gewissen Preis aufzubewahren – aber nicht für diejenigen, die es brauchen, sondern ausschließlich für mein Kind selbst oder einen nahen Verwandten. Was eine auf zukünftiges Wissen setzende Anlage gewesen wäre, schließlich sind die Möglichkeiten einer gewinnbringenden Verwendung des eigenen Nabelschnurbluts zu einem späteren Zeitpunkt im Leben momentan de facto noch relativ begrenzt und nur theoretisch vielversprechend.

Weil mich diese Umwandlung eines öffentlichen Guts in ein Privatkonto interessierte – dieses Aufbewahren für einen unbekannten zukünftigen Zweck, obwohl das Blut mit wohlbekanntem Nutzen auch sofort gespendet werden könnte –, riss ich kurz nach der Geburt meines Sohnes die Anzeige einer privaten Nabelschnurblutbank aus einem Magazin für Schwangere. In der Anzeige steht ein großes Foto eines schlafenden Babys neben einer »Fragen Sie Dr. Sears« übertitelten Ratgeberkolumne, die die Frage aufwirft: »Soll ich das Nabelschnurblut meines Babys zur Bank bringen?« Die Antwort des Experten, Robert Sears, ist wenig überraschend, schließlich ist die Ratgeberkolumne ja Teil des Inserats und Sears beratender Arzt bei der beworbenen Nabelschnurblutbank. Er schreibt: »Da neue Behandlungsmethoden entwickelt werden, kann es von unschätzbarem Wert sein, Nabelschnurblut zur Verfügung zu haben.« Das Kleingedruckte am unteren Rand der Anzeige veranschaulicht diese Gleichung: »Wir können nicht garantieren, dass zurzeit in Labor- oder klinischen Studien getestete Behandlungsmethoden in Zukunft tatsächlich zur Verfügung stehen.«

Als ich die Anzeige ausriss, hatte ich Sears' Bestseller, *The Vaccine Book*, noch nicht gelesen. Aber den Markennamen »Sears« kannte ich natürlich: Auf Babyprodukten hatte ich seine Empfehlungen gesehen und wusste, dass er – bzw. »Dr. Bob«, wie er sich nennt – der Sohn ist von William Sears, dem beliebten Autor von Erziehungsratgebern und wahrscheinlich bekanntesten Kinderarzt der Vereinigten Staaten. Das, was die Attraktivität des *Vaccine Book* ausmacht, ist der Kompromiss zwischen Impfen und Nicht-Impfen, den es offeriert: Sears bietet Eltern, die gleichermaßen vor Impfstoffen wie vor dem Nicht-Impfen Angst haben, zwei klare Handlungsoptionen. Die eine ist »Dr. Bob's Selective Vaccine Schedule«: ein Impfplan, der nur die von Dr. Bob für wichtig befundenen Impfungen umfasst und der Kinder nicht immunisiert gegen Hepatitis B, Polio, Masern, Mumps und Röteln. Die andere nennt sich »Dr. Bob's Complete Alternative Vaccine Schedule« und beinhaltet sämtliche Impfungen, die ein Kind beim Standardimpfprogramm innerhalb von zwei

Jahren bekommt, bei Dr. Bob aber gestreckt auf eine Spanne von acht Jahren.

Über den »Alternative Schedule« schreibt Dr. Bob: »Das Beste aus beiden Welten: Krankheitsverhütung und sicheres Impfen.« Es sei dahingestellt, ob dieser Plan tatsächlich das Beste ist in Sachen Prävention, immerhin verlegt er einige der Impfungen, die speziell sehr kleine Kinder schützen sollen, zeitlich weit nach hinten. Genauso wenig wahrscheinlich ist es, dass er die sicherste Form des Impfens darstellt, denn außer Dr. Bobs privaten Spekulationen gibt es keine stichhaltigen Beweise dafür, dass die Streckung der Impfabstände mögliche Nebenwirkungen tatsächlich minimiert. Optimistisch formuliert ist der »Alternative Schedule« eher das *Meiste* aus beiden Welten. Wenn Eltern sich an diesen Plan halten, bekommen sie zwar so gut wie das Maximum an Krankheitsprävention – allerdings nicht in dem Alter ihrer Kinder, in dem Schutz am wichtigsten ist. Und das Risiko sämtlicher potenzieller Impfnebenwirkungen tragen sie trotzdem weiterhin.

Um den zusätzlichen Zeitaufwand von Dr. Bobs »Alternative Schedule« zu rechtfertigen, müssen das Risiko, sich früh im Leben mit ansteckenden Krankheiten zu infizieren, drastisch gesenkt und die Gefahren des frühzeitigen Impfens drastisch übertrieben werden. Deswegen widmet sich *The Vaccine Book* über weite Strecken dieser Senkung und Übertreibung. Laut Dr. Bob können Kinder nicht an Tetanus erkranken, tritt Hib nur sehr selten auf und sind Masern gar nicht so schlimm. Keine Erwähnung findet, dass in den Entwicklungsländern jedes Jahr Hunderttausende Babys an Tetanus sterben, dass die meisten Kinder in den ersten beiden Lebensjahren mit den Hib auslösenden Bakterien in Kontakt kommen und dass die Masern im Lauf der Geschichte mehr Kinder getötet haben als jede andere Krankheit.

Die Idee eines goldenen Impf-Mittelwegs hat sicherlich

ihren Reiz, ist aber illusorisch. Konkurrenz um Sachkenntnis, vermischt mit dem Vorwurf von Interessenskonflikten, generiert das Bedürfnis nach objektiver Autorität. Und genau diese Autorität verspricht Dr. Bob im Vorwort seines Buchs. Aber *The Vaccine Book* ist eben doch weniger zweifelsfrei objektiv als zweifelhaft. Dr. Bob schreibt: »Impfstoffe lösen keinen Autismus aus – nur manchmal eben doch.« Am Ende seiner Erörterung der dürftigen Beweislage für den Zusammenhang zwischen Impfstoffen und gewissen Nebenwirkungen kommt er zu folgendem Schluss: »Sicherlich liegt die Wahrheit irgendwo zwischen Zusammenhang und Zufall.«

Unklar bleibt, was es für einen Impfstoff bedeuten könnte, weder eine Wirkung zu haben noch rein zufällig mit dieser Wirkung in Zusammenhang zu stehen. Mit Impfstoffen in Zusammenhang stehende, indirekte Nebenwirkungen gibt es einige. Die Masern-Mumps-Röteln-Impfung beispielsweise kann bei einem Kleinkind mit einer gewissen Anfälligkeit dafür hohes Fieber und in der Folge auch Fieberkrämpfe auslösen. Die Krämpfe löst wohlgemerkt das Fieber aus und nicht der Impfstoff – dasselbe Kind würde sehr wahrscheinlich auch bei durch natürliche Infektion ausgelöstem Fieber Krämpfe erleiden –, aber um diesen feinen Unterschied geht es in den meisten Diskussionen über Impfnebenwirkungen nicht, auch bei Dr. Bob nicht. Die indirekte Kausalkette wird oft und gern als direkte Kausalität gewertet. Und so bekomme ich hier, zwischen den Polen »klarer Zusammenhang« und »Zufall«, so meine Zweifel, ob Dr. Bobs goldener Mittelweg nicht doch ein fiktiver Ort sein könnte.

Dr. Bob schafft es, diese Mitte für sich zu reklamieren, weil er die Auseinandersetzung ums Impfen so darstellt, dass vorsichtigere Positionen als die seine extrem erscheinen. »Ich frage mich, woher diese harte Linie kommt«, schreibt er über Kinderärzte, die impfunwillige Familien an der Praxistür abweisen. Wahrscheinlich weiß auch Dr. Bob, dass manche Kinderärzte nicht geimpfte Kinder deswegen nicht behandeln, damit Säuglinge, die noch zu klein sind für Impfungen, im Wartezimmer nicht mit Krankheiten in Kontakt kommen. Tatsächlich war der nicht geimpfte Junge, der 2008 von einer Reise in die Schweiz mit Masern zurückkam und elf andere Kinder ansteckte, ein Patient von Dr. Bob. Dr. Bob war der Arzt, der den Jungen nicht geimpft hatte – allerdings war es nicht in seinem Wartezimmer, wo der Junge dann drei noch nicht geimpfte Babys mit Masern ansteckte.

»Nicht ICH war der Kinderarzt, der den Masernausschlag bei dem Patienten sah und ihn trotzdem in meinem Behandlungszimmer sitzen ließ«, schrieb er über den Vorfall. »Damit hatte ich nichts zu tun.« Auf drängendere Nachfragen setzte er hinzu: »Ich bin seit Jahren der Kinderarzt der betreffenden Familie. Meine Praxis liegt aber weit weg von ihrem Wohnort, weswegen sie sich in DIESEM Fall an einen Kinderarzt in ihrer Gegend gewandt haben.« In der Welt von Dr. Bob ist das Wartezimmer eines anderen Arztes nicht sein Problem, genauso wie die öffentliche Gesundheit vollkommen unabhängig ist von individueller Gesundheit. »Was für die öffentliche Gesundheitsvorsorge eine wichtige Impfung ist«, schreibt er über die Hepatitis-B-Impfung, »ist aus individueller Perspektive nicht ganz so zentral.« Damit eine solche Aussage überhaupt Sinn ergibt, muss man daran glauben, dass das Individuum kein Teil der Öffentlichkeit ist.

Die allgemeine Gesundheit, so klingt es bei Dr. Bob durch, ist nicht *unsere* Gesundheit. Über den Polio-Impfstoff schreibt er: »Man kann sicher sagen, dass wir diesen Impfstoff nicht geben, um einzelne Kinder vor der Ansteckung mit Polio zu schützen, sondern um die ganze Nation im Ausbruchsfall zu schützen.« Er räumt ein: »Wenn wir aufhören, diesen Impfstoff zu verwenden, könnte Polio wieder auftreten. Alle über fünfzig wissen, wie beängstigend das wäre.« Er selbst ist zu jung, um sich an Polio zu erinnern. Und er hat noch nie ein Kind behandelt, das Diphtherie oder Tetanus hatte. »Hoffentlich werden wir eines Tages verlässlich wissen, welche Nebenwirkungen tatsächlich mit einer Impfung in Zusammenhang stehen«, schreibt er. Und setzt dabei wieder ganz auf ein zukünftiges Wissen – und verkauft, unter Zuhilfenahme der uneingeschränkten Versprechungen wissenschaftlicher Erkenntnisse, ein Lotteriespiel als besonnene Investition.

Als Zehnjähriger verlor mein Großvater seinen Vater an die Schwindsucht. Auf der anderen Seite meiner Familie verloren sowohl meine Großmutter als auch mein Großvater Geschwister an Infektionskrankheiten: In der einen Familie starb ein Kleinkind an Masern und ein Jugendlicher an Blutvergiftung, in der anderen ein Kleinkind an Keuchhusten und ein Jugendlicher an Tetanus. Als mein Vater noch ein Junge war, lag sein Bruder sechs Monate mit rheumatischem Fieber im Bett. Er überlebte, trug aber einen dauerhaften Herzschaden davon und starb jung an Herzversagen.

Mein Vater wurde als Kind gegen fünf Krankheiten geimpft. Ich wurde gegen sieben geimpft, mein Sohn gegen 14. Die Vervielfältigung der Kinderimpfungen ist für manche zu einer Metapher für den amerikanischen Exzess geworden. *Zu viel zu früh*, einer der Slogans der Impfgegner, könnte leicht eine Kritik jedweden Aspekts heutigen Lebens sein.

Im Vergleich mit allen momentan eingesetzten Impfstoffen enthielt die Pockenimpfung, die mein Vater noch bekam, weitaus mehr immunisierende Proteine, hatte also einen deutlich höheren Wirkstoffgehalt. Auf diese Eiweiße reagiert das Immunsystem bei seiner Impfantwort. Eine Einzeldosis des Pockenimpfstoffs, den unsere Eltern erhielten, war für das Immunsystem eine größere Herausforderung als die 26 Impfungen, die unsere Kinder heute im Laufe von zwei Jahren gegen 14 Krankheiten bekommen.

Als der Kinderarzt Paul Offit von Kollegen gebeten wurde, sich zu der Frage zu äußern, ob tatsächlich zu früh zu viel geimpft werde, versuchte er, das bekanntermaßen beeindruckende Vermögen des kleinkindlichen Immunsystems zu beziffern. Ein Baby wird ab dem Moment, in dem es den Mutterleib verlässt, ja, noch während der Passage durch den Geburtskanal, mit Bakterien geradezu bombardiert. Für jeden Säugling, der nicht in einer Blase lebt, ist die alltägliche Aufgabe der Infektionsabwehr ziemlich wahrscheinlich anspruchsvoller als die Verarbeitung abgeschwächter Erreger aus diversen Impfungen.

Paul Offit ist Professor für Kinderheilkunde an der University of Pennsylvania und Leiter der Station für Infektionskrankheiten am Kinderkrankenhaus von Philadelphia. Er ist Miterfinder eines Impfstoffs, Autor mehrerer Bücher zum Thema und ehemaliger Impfpraxis-Berater der Gesundheitsbehörde. Zugleich ist er, wenn man dem Internet Glauben schenken mag, ein als »Dr. Proffit« bekannter »Diener des Teufels«. Diese Auszeichnung hat er sich – zusammen mit einigen durchaus ernstzunehmenden Morddrohungen – als entschiedener Fürsprecher des Impfens verdient.

Mit dem Teufel in Verbindung bringt ihn eine Website, die auch Beweise dafür sammelt, dass der Holocaust eine Lüge war und dass Zionisten sich den Antisemitismus als Legitimation für die Gründung Israels ausgedacht haben. Als »Impfprofiteur« wird Offit von dem Blogger J. B. Handley beschimpft, dem Profite selbst nicht fremd sind: Als Risikokapitalgeber ist Handley Mitbegründer einer Private-Equity-Gesellschaft, die ein Vermögen von mehr als einer Milliarde Dollar verwaltet, sowie von *Generation Rescue*, einer Organisation, die sich für die Interessen von Autisten einsetzt.

In seinem Buch *Autism's False Prophets* untersucht Offit die problematische Geschichte der Theorie, dass Impfen Autismus verursacht, und stellt in aller Ausführlichkeit Forschungsergebnisse vor, die diese These widerlegen. Er macht deutlich, dass die Frage, ob Impfen autistisch macht oder nicht, kein Gegenstand irgendeiner zurzeit geführten wissenschaftlichen Auseinandersetzung ist. Dafür deckt er auf, dass Gruppierungen wie *Generation Rescue* viel Geld dafür ausgeben, Falschinformationen zu lancieren und ineffektive Therapien zu bewerben. Was manche Eltern autistischer Kinder für Missbrauch halten. Währenddessen erhält Paul Offit Mails, in denen steht: »Ich hänge Sie so lange am Hals auf, bis Sie tot sind!«

»Es schmerzt«, sagt Offit zu der hartnäckigen Unterstellung, seine Forschung werde von Profitinteresse vorangetrieben. Zudem findet er sie einigermaßen lachhaft: »Wer bitte geht denn in die Wissenschaft und denkt: Mein Gott, wenn ich bloß darauf käme, welches dieser beiden viralen Oberflächenproteine neutralisierende Antikörper hervorruft! Dann hätte ich mehr Geld als in meinen verwegensten Träumen!« Er würde besser verdienen, meint er, wenn er nach der Uni, statt in die Forschung zu gehen, eine Kinderarztpraxis aufgemacht hätte.

In seiner Zeit als Assistenzarzt sah Paul Offit ein neun Monate altes Baby an Rotaviren sterben. Bis dahin war ihm nicht bewusst gewesen, dass in den Vereinigten Staaten Kinder an Rotaviren sterben. Nach der Zeit am Krankenhaus schloss er sich einem Forscherteam an, das an der Entwicklung eines Impfstoffs gegen diese Viren arbeitete, derentwegen in den USA jedes Jahr 70 000 Kinder ins Krankenhaus eingeliefert werden und in den Entwicklungsländern mehr als 600 000 sterben. Das war 1981, und die Chance, dass die Forschungsarbeit tatsächlich zu einem Impfstoff führen würde, war zu jenem Zeitpunkt nicht mehr als eine sehr fern liegende Möglichkeit.

Offit erzählt: »Unsere Frage lautete: Wie können wir einen Impfstoff geben, der zwar eine Immunantwort triggert, aber nicht zur Erkrankung führt? Für die Beantwortung dieser Frage haben wir zehn Jahre gebraucht. Danach liefen wir zu einer ganzen Reihe von Firmen, denn nur ein großes Pharmaunternehmen hat die Ressourcen und die Expertise, um einen Impfstoff auch de facto herzustellen. Aber kein Pharmaunternehmen wird eine Technologie weiterentwickeln, die nicht geschützt ist. Wir mussten sie also noch patentieren lassen.« Aber auch nachdem sie das Patent für ihren Impfstoff hatten, gab es noch lange keine Gewissheit, ob er je auf den Markt kommen würde.

Über die Dauer von 16 Jahren wurde der RotaTeq-Impfstoff bei immer größeren Gruppen von Kindern auf seine Sicherheit hin getestet. In der letzten Sicherheitsstudie waren mehr als 70 000 Kinder in zwölf Ländern beteiligt, sie kostete den Konzern Merck ca. 350 Millionen Dollar. Als der Impfstoff dann lizenziert wurde, verkaufte das Kinderkrankenhaus in Philadelphia das Patent für 182 Millionen Dollar. Das Krankenhaus hält die Rechte am geistigen Eigentum seiner Forscher, weswegen 90 Prozent dieses Geldes dem Krankenhaus zuflossen und wieder in die Forschung gesteckt wurden. Die verbleibenden zehn Prozent wurden unter den drei Forschern aufgeteilt, die mehr als 25 Jahre an der Entwicklung dieses Impfstoffs gearbeitet hatten.

Verglichen mit anderen Arzneimitteln sind Impfstoffe in der Entwicklung teuer, generieren aber lediglich überschaubare Gewinne. Laut der Journalistin Amy Wallace hat Merck 2008 »mit RotaTeq 665 Millionen Dollar verdient, wohingegen ein Blockbuster-Medikament wie Sortis von Pfizer jährlich ein 12-Milliarden-Geschäft ist«. Ältere Impfstoffe machen deutlich weniger Umsatz als neue Impfstoffe, und die Herstellung von Impfstoffen hat sich in den letzten dreißig Jahren in vielen Fällen als so wenig gewinnträchtig erwiesen, dass immer wieder Firmen aus dem Geschäft ausgestiegen sind.

Warum der Erfolg seines Impfstoffs seine Fachkenntnis auf dem Gebiet der Immunologie infrage stellen soll, ist und bleibt für Paul Offit ein Rätsel. »Es ist ja nicht so, dass ich einen einfacheren Weg gefunden habe, um Kokainbasen herzustellen«, meint er. Da kann er die andere Ursache für seinen schlechten Ruf schon besser nachvollziehen: Auf die Frage, die wievielte Impfung für ein Kind zu viel sei, hat er mal mit aller Entschiedenheit geantwortet, ein Kind könne insgesamt theoretisch 100 000 Impfungen bzw. bis zu 10 000 Impfstoffe auf einen Schlag vertragen. Dass er Zahlen genannt hat, bedauert er inzwischen – obwohl er weiterhin davon ausgeht, dass sie stimmen. »*100 000*, das klingt, als ob ich den Verstand verloren habe«, sagt er. »Diese Zahl beschwört das Bild von 100 000 in einem Körper steckenden Nadeln herauf. Ein scheußliches Bild.«

Als mein Sohn ein Jahr alt war, ging ich mit ihm zur routinemäßigen Kontrolluntersuchung und war überrascht zu erfahren, dass er gegen Windpocken geimpft werden sollte. Er hatte schon Impfungen gegen Hib, Diphtherie, Hepatitis B und Rotaviren bekommen – allesamt Krankheiten, mit denen ich keinerlei Erfahrungen hatte. Aber Windpocken waren mir bekannt, ich konnte mich noch gut daran erinnern, als alle vier Kinder in meiner Familie die Krankheit gleichzeitig hatten. Meine kleine Schwester war damals noch kein Jahr alt, ich hatte Bläschen in der Nase, im Hals und in den Ohren, und meine Mutter machte uns zu Hause Natronbäder, während mein Vater bei der Arbeit war. Wie es für meine Mutter gewesen sein muss, sich um vier kranke Kinder zu kümmern, kann ich erst ermessen, seitdem ich selbst Mutter bin – eine Windpockenimpfung kam mir aber trotzdem übertrieben vor.

Die Kinderärztin lächelte wohlwollend, als ich fragte, ob wir meinen Sohn nicht einfach nur gegen die potenziell tödlichen Krankheiten impfen könnten. Sie räumte ein, es sei unwahrscheinlich, dass er an den Windpocken sterben würde, aber es gebe trotzdem gute Gründe, die Krankheit gar nicht erst zu bekommen. Seit meiner Kindheit sind ansteckende, gegen Antibiotika resistente Hauterkrankungen gehäuft aufgetreten. Windpocken können sowohl zu Infektionen mit Staphylo- und Streptokokken führen, beide auch bekannt als »fleischfressende« Bakterien, als auch zu Lungen- und Hirnhautentzündungen. Außerdem können die Windpocken – wie die meisten Krankheiten – einen leichten oder schweren Verlauf haben. Vor der Einführung des Impfstoffs kamen pro Jahr an die 10 000 im Vorfeld gesunde Kinder wegen Windpocken ins Krankenhaus, 70 von ihnen starben. Was schon ausgereicht hätte, um mich zu überzeugen, aber da kam noch mehr.

Wer die Windpocken einmal gehabt hat, trägt für den Rest seines Lebens das Varizella-Virus im Körper. Es lebt in den Nervenwurzeln und muss lebenslang vom Immunsystem in Schach gehalten werden. In Stresszeiten kann es als Gürtelrose, einer schmerzhaften Nervenentzündung, wieder virulent werden und Schlaganfälle sowie Lähmungen hervorrufen. Die häufigste durch eine Gürtelrose verursachte Komplikation aber sind Nervenschmerzen, die über Monate oder manchmal sogar über Jahre nicht weggehen. Im Fall der Windpocken bedeutet die durch Erkrankung hergestellte Immunität also eine niemals abbrechende Beziehung zu dieser Krankheit.

Die gegen die Windpocken schützenden Impfviren können ebenfalls im menschlichen Nervensystem verbleiben. Weil sie aber abgeschwächt sind, ist es sehr viel weniger wahrscheinlich, dass sie als Gürtelrose wieder aktiv werden. Und wenn doch, dann ist es sehr, sehr unwahrscheinlich, dass sie einen schweren Fall von Gürtelrose verursachen. Manchen Eltern erscheint die über den Impfstoff erreichte Immunität weniger wert zu sein als diejenige, die Resultat einer natürlichen Infektion ist, schließlich hält Erstere nicht ganz so lange an. Um das gesamte Erwachsenenleben hindurch geschützt zu sein – also in einer Zeit, in der die Windpocken relativ heftig ausfallen können –, muss man in der Pubertät eine Auffrischung bekommen. »Ja, und?«, fragt mein Vater. Ich versuche, ihm das Phänomen der Windpockenpartys zu erklären. »Manche Leute wollen eben, dass ihre Kinder Windpocken kriegen, weil …«, fange ich an und muss überlegen, welchen guten Grund ich einem Arzt gegenüber anführen kann. »Weil sie Idioten sind«, ergänzt mein Vater.

Ich finde nicht, dass sie Idioten sind. Ich glaube vielmehr, dass sie in einer Art präindustrieller Nostalgie schwelgen, die auch ich verführerisch finde. Damals, als wir noch in der Wildnis lebten, als auf den Gebirgskämmen Berglöwen umherstreiften und in den grasbewachsenen Ebenen Brände wüteten … Damals gab es zwar auch Gefahren, aber die gehörten mit in eine, wie Rachel Carson schrieb, »natürliche Gemeinschaft, die vollkommen im Gleichgewicht ist«. Sich die Windpocken mit ihrem charakteristischen, oft als »Tautropfen auf Rosenblatt« beschriebenen Ausschlag als wirklich bösartig vorzustellen, ist gar nicht so einfach. Und es fällt einem schwer, bei den Namen für die beiden Virustypen – »Wilde Blattern« einerseits und »Impf-Varizellen« andererseits – den wilden Typ nicht für den besseren zu halten.

Nachdem in den Nachrichten ein Interview mit einer Frau aus Nashville lief, die mit Windpockenerregern behaftete Lutscher verkaufte, flog ein in mehreren Bundesstaaten operierender »Tauschring« auf – Eltern, die von erkrankten Kindern angeleckte Lollis weitergaben. Umgehend wies die Staatsanwaltschaft darauf hin, das postalische Verschicken von Viren sei illegal. Eigentlich waren die zum Preis von fünfzig Dollar pro Stück erhältlichen illegalen Lutscher als Dienstleistung für Eltern gedacht, die sich für ihre Kinder Immunität via natürlicher Infektion und nicht via Impfung wünschten. Experten für Infektionskrankheiten zogen die Methode aber in Zweifel. Theoretisch ist es zwar möglich, dass Lutscher Windpocken übertragen, aber im Normalfall muss das Virus eingeatmet werden, um eine Infektion zu verursachen. Und ziemlich sicher ist das Varizella-Virus auch viel zu anfällig, um die Reise im Briefumschlag zu überleben. Dafür können von kranken Kindern angeleckte Lollis potenziell Hepatitis B, Grippe, A-Streptokokken und Staphylokokken übertragen.

Windpockenlutscher sind also aus genau dem Grund riskant, aus dem es früher gefährlich war, zum Zweck der Impfung einen Arm an den anderen zu halten: Auf beiden Wegen werden eben auch andere Krankheiten übertragen. Im 19. Jahrhundert hatte man mit der Variolation – man infizierte sich vorsätzlich mit einer leicht verlaufenden Form der Windpocken – eine beliebte Impfalternative. Beide, Impfung wie Variolation, waren auf ihre Weise riskant, bei beiden konnte man hohes Fieber oder Infektionen bekommen, und beide konnten Krankheiten wie Syphilis übertragen. Aber die in Folge einer Variolation auftretende Erkrankung verlief in ein bis zwei Prozent aller Fälle tödlich, was die Variolation gefährlicher machte als die Impfung. Trotzdem wurden Variolationen nicht sofort abgesetzt, nachdem Edward Jenner die Technik des Impfens bekannt gemacht hatte. Gerade in England blieb die Variolation weit verbreitet, unter anderem deswegen, so schreibt Nadja Durbach, weil den Leuten das, »was sie für echt hielten«, einfach lieber war.

Als Coca-Cola in den 1940er Jahren mit dem Slogan »It's the Real Thing« vermarktet wurde, enthielt das Getränk schon kein Kokain mehr. Es war gar nicht *the real thing* – und eigentlich war es das auch nie gewesen. Der Apotheker, der die spezifische Mischung aus Kokain und Koffein 1886 als »Nerventonikum« entwickelt hatte, behauptete, Cola könne Nervenleiden, Kopfschmerzen und Impotenz heilen. Im Grunde aber war das Getränk nur ein lecker schmeckendes, süchtig machendes flüssiges Aufputschmittel. Eine Brause, die sich enormer Beliebtheit erfreute – was allerdings nicht daran lag, dass sie gesund war.

Als 1985 das Rezept geändert wurde und »New Coke« eingeführt wurde, ging das schief – obwohl diverse blinde Geschmackstests ergeben hatten, dass den meisten New Coke besser schmeckte als Coca-Cola. Es hagelte Klagen, es gab öffentliche Proteste und Boykotte. Dass New Coke nicht so mir nichts, dir nichts ein Produkt ersetzen konnte, das schon immer über seine Authentizität vermarktet wurde, hätte das Unternehmen Coca-Cola eigentlich nicht überraschen dürfen. Das Imitat wird mit Vorsicht genossen, auch dann, wenn es eigentlich eine Verbesserung darstellt. Wir wollen den wilden Virentyp, nicht die abgeschwächten Impfviren. Und wir finden es besser, wenn unsere Kinder eine authentische Windpockenerfahrung machen. Dass eine vorsätzlich herbeigeführte Windpockeninfektion auf viele einen solchen Reiz ausübt, liegt sicher mit daran, dass diese Form der Immunisierung weniger einer Impfung ähnelt als einer Variolation – dem Wahren, *the real thing*. Für die Ärzte im 19. Jahrhundert war die Variolation ein Mittel, »die Immunität in die eigenen Hände zu nehmen«, wie Anne Moscone, Expertin für Kinderkrankheiten, es beschreibt. Die Variolation sei – vergleichbar mit unseren heutigen Windpockenlutschern und Schweinegrippe-Partys – eine »Bürgerwehr-Impfung« gewesen.

Das Konzept der *clear and present danger* (im deutschen Recht vergleichbar mit der *gegenwärtigen Gefahr*; Anm. d. Übers.) wurde früher immer dann angewendet, wenn es um Zwangsimpfungen in Epidemiezeiten ging. Der Begriff des *conscientious objector* (vergleichbar mit dem *Verweigerer aus Gewissensgründen*; Anm. d. Übers.), der heutzutage vor allem im Kontext der Kriegsdienstverweigerung auftaucht, bezog sich ursprünglich auf alle, die die Impfung verweigerten. Der Compulsory Vaccination Act von 1853 verlangte in Großbritannien die Impfung aller Säuglinge – und traf auf breiten Widerstand. Als ein ergänzendes Gesetz die wiederholte Geldstrafe für Verweigerer erlaubte, wurde denjenigen, die nicht bezahlen konnten, der Besitz gepfändet und versteigert – oder sie mussten gleich ins Gefängnis. 1898 fügte die Regierung dem Gesetz eine Gewissensklausel hinzu, die es Eltern erlaubte, eine Ausnahme zu beantragen. Indem sie von Impfgegnern lediglich verlangte, einen Richter davon »zu überzeugen«, dass die Verweigerung aus Gewissensgründen erfolge, war diese Klausel einigermaßen vage formuliert. Und führte zu Tausenden von Verweigerungsfällen – in manchen Gemeinden war die Mehrheit aller Geburten betroffen – sowie zu einer breiten Debatte darüber, was »Gewissen« genau bedeutete.

Bevor der Begriff *Verweigerung aus Gewissensgründen* seinen Weg ins Gesetz fand, wurde er von Impfgegnern benutzt, die sich absetzen wollten von Eltern, die ihre Kinder fahrlässig und ohne groß nachzudenken hatten impfen lassen. Das Wort *conscientious* (gewissenhaft) sollte signalisieren, dass fürsorgliche Eltern vorsätzlich eine andere Entscheidung trafen. Die Verweigerer argumentierten, man könne und solle ein Gewissen nicht bewerten, und die Richter ärgerten sich mit dem Problem herum, ob man für einen behaupteten Gewissenskonflikt Beweise verlangen könne oder nicht. »Ich begreife dieses Gesetz nicht«, machte ein Richter seinem Frust Luft. »Ich habe Sie jetzt angehört, und Sie haben mir gesagt, dass Sie die Impfung aus Gewissensgründen ablehnen. Aber ob das reicht, weiß ich nicht.« Irgendwann wurde das Wort *überzeugen* aus der Gewissensklausel gestrichen. Dafür bestimmten mehrere Vermerke, ein Verweigerer müsse zwar der »ehrlichen« Überzeugung sein, dass eine Impfung seinem Kind schade, müsse diese Überzeugung aber nicht »vernünftig begründen«. In der Parlamentsdebatte zu dem Gesetz befanden die Abgeordneten, die Definition von *Gewissen* sei überaus schwierig.

Seit der Einführung der Gewissensklausel bis heute hat das *Oxford English Dictionary* den Begriff *conscience* konsequent im Rahmen von *richtig oder falsch* definiert. Heute steht in der allerersten Definition: »Das Empfinden von richtig oder falsch in Bezug auf die Dinge, für die man Verantwortung trägt.« In den nächsten sechs Definitionsansätzen kommen *ethische Werte, Gerechtigkeit, Gleichheit, richtige Urteile, Skrupel, Wissen, Erkenntnis* und *Gott* vor, und in die achte und neunte Definition schaffen es dann noch die *Gefühle* und das *Herz,* allerdings mit dem Zusatz »selten« oder »veraltet«.

Lange bevor das Impfen zur Gewissensfrage wurde, schlug sich schon George Washington, selbst ein Überlebender der Pocken, mit der Frage herum, ob von einem Revolutionssoldaten die Inokulation verlangt werden solle oder nicht. Während der Belagerung von Quebec erkrankte 1775 ungefähr ein

Drittel der Kontinentalarmee an den Pocken. Was irgendwann den Rückzug erforderlich machte – auf dem Schlachtfeld die erste Niederlage in der Geschichte der USA. Die tödlichste Pockenepidemie in den Kolonien war dabei, ihre 100 000 Todesopfer zu fordern, während die meisten britischen Soldaten, die die Krankheit in England, wo sie endemisch auftrat, schon als Kinder gehabt hatten, immun dagegen waren. Das alles fand statt, bevor die Impfung erfunden wurde, und Washington schreckte davor zurück, seine Truppen der Variolation zu unterwerfen, die bekanntermaßen gefährlich und in manchen Kolonien sogar illegal war. Mehrere Male befahl er die Inokulierung, nur um den Befehl wenige Tage später wieder zurückzunehmen. Als aber Gerüchte aufkamen über Pläne der Briten, die Pocken als eine Art biologische Kriegsführung einzusetzen, befahl Washington die definitive Impfung aller Rekruten.

Wir verdanken also die Existenz der US-amerikanischen Nation in gewisser Weise der Zwangsimpfung. Zu ihrem gegenwärtigen Charakter beigetragen hat aber ganz sicher auch der Widerstand dagegen. Frühe Impfgegner gehörten mit zu den Ersten, die auf dem Rechtsweg die wachsende Handlungsmacht der Polizei anfochten. Ihnen haben wir es zu verdanken, dass wir nicht mehr unter vorgehaltener Pistole geimpft werden dürfen, vielleicht sogar, dass man Frauen die Abtreibung nicht mehr verbieten kann. Einige der in den 1970er Jahren geführten Schlüsselprozesse zum Reproduktionsrecht beriefen sich auf den am Supreme Court 1905 verhandelten Fall *Jacobson vs. Massachusetts*, bei dem ein Priester seine Ablehnung der Impfung damit begründete, eine vorherige Impfung habe seiner Gesundheit bereits Schaden zugefügt. Dieser Fall ist allerdings auch als Präzedenzfall dafür herangezogen worden, um die Fahndung nach und die Inhaftierung von US-Bürgern ohne richterlichen Beschluss zu rechtfertigen. Das Urteil im Fall Jacobson war der Versuch, die Interessen der Gemeinschaft und die Macht des Staates gegen die Rechte Einzelner abzuwägen. Es ließ die gesetzliche Impfpflicht prinzipiell unangetastet, verlangte aber von den Bundesstaaten, Ausnahmen für Individuen zu machen, die bei dieser Gesetzeslage eventuell Ungleichbehandlung und Unterdrückung erfahren.

In den Vereinigten Staaten hat es noch nie eine bundeseinheitliche, gesetzlich festgeschriebene Impfpflicht gegeben. Anfang des 20. Jahrhunderts gab es diese Pflicht in einzelnen Bundesstaaten, in zwei Dritteln aller Staaten allerdings nicht – zwei Staaten hatten sogar Gesetze gegen die Zwangsverpflichtung. In manchen Schulbezirken verlangte man – wie heute auch – die Impfung, wenn Kinder eine öffentliche Schule besuchen wollten, aber oft wurde diese Regel nicht konsequent durchgesetzt. So wurden beispielsweise in Greenville, Pennsylvania, für ein Drittel aller Schulkinder medizinische Ausnahmen gemacht.

Die einzige Impfung, die zur damaligen Zeit routinemäßig empfohlen wurde, war die Pockenimpfung, die heftig ausfallende Nebenwirkungen zeitigte und oft bakterienverseucht war. In den USA war um die Jahrhundertwende ein neuer, milderer Pockenstamm aufgetreten. Im Unterschied zu den dreißig Prozent, die im Durchschnitt nach einer Infektion mit *Variola major* starben, verlief *Variola minor*, wie die neue Krankheit nun hieß, für nur ein Prozent aller Infizierten tödlich. Nachdem die Pocken also deutlich weniger Opfer forderten, wurde die vormals unorganisierte Impfgegnerschaft zu einer von Aktivistinnen wie Lora Little angeführten Anti-Impf-Bewegung. Little gab Selbstermächtigungsratschläge wie diesen: »Seien Sie Ihr eigener Arzt. Warten Sie Ihre Maschine selbst.« In manchen Städten wurden die Impfärzte von bewaffneten Menschenmengen vertrieben. Auch der Journalist Arthur Allen hält fest: »Impfaufstände waren damals alles andere als ungewöhnlich.«

Lange bevor der Begriff *Immunität* im medizinischen Kontext benutzt wurde, kam er im juristischen Feld zum Einsatz, wo er für die Befreiung vom Wehr- oder Staatsdienst bzw. von Steuerabgaben stand. Im späten 19. Jahrhundert dann, als einzelne Bundestaaten die Impfpflicht einführten, bedeutete Immunität schon beides: die Unanfälligkeit für Krankheiten sowie die Befreiung von staatlichen Pflichten. In einer eigenartigen Bedeutungskollision war die durch die Gewissensklausel ermöglichte Ausnahme von der Impfimmunität selbst eine Art Immunität. Und bis heute ist es ein gesetzlich gesichertes Privileg, sich selbst die Ungeschütztheit vor bestimmten Krankheiten herauszunehmen.

Etymologische Wörterbücher beiseitegelegt. Was es bedeutet, über ein Gewissen zu verfügen, ist uns heute wahrscheinlich auch nicht klarer als den Menschen 1898. Es fällt zwar auf, wenn es nicht da ist – dann sagen wir: *Sie ist gewissenlos.* Aber was fehlt genau, wenn kein Gewissen da ist? Diese Frage stelle ich meiner Schwester, die an einem Jesuitenkolleg Ethik unterrichtet und Mitglied der North American Kant Society ist. »Nicht so einfach«, meint sie. »Im 18. Jahrhundert schrieb Kant, dass wir es uns selbst schuldig sind, unser Gewissen zu erforschen. Und das bedeutet doch, dass das Gewissen als solches nicht klar zu erkennen ist, dass es genau betrachtet und entziffert werden muss. Für Kant war das Gewissen so etwas wie ein innerer Richter, er bediente sich der Metapher des Gerichtshofes, um dessen Funktion zu erklären. Im Gerichtssaal des Gewissens ist das Ich gleichermaßen Richter wie Angeklagter.«

Ich frage sie, ob das bedeutet, dass unser Gewissen unseren Gedanken entspringt, also ein Produkt des Geistes ist. »Es bedeutet, dass die Bedeutung des Begriffs sich ständig ändert«, sagt sie. »Früher war das Wort *Gewissen* vielleicht mal stärker mit der Gefühlswelt verquickt, wir sagen ja bis heute noch *Ich habe Gewissensbisse* – was gewissermaßen die

Einheit von Denken und Fühlen voraussetzt.« Kant, erklärt sie mir, habe den inneren Richter einen »Herzenskündiger« genannt.

Meine Schwester meint: »Wirklich schwierig wird es dann, wenn man unterscheiden soll zwischen einem Gefühl des Unwohlseins und einer Gewissensäußerung.« Dieses Problem beschäftigt mich noch länger, ich bin richtiggehend verstört darüber, dass ich mein sich meldendes Gewissen fälschlicherweise für etwas anderes halten könnte. Ich frage meine ehemalige Professorin, eine Schriftstellerin, die zum Alten Testament als literarischem Werk lehrt, wie man sein eigenes Gewissen erkennen soll. Sie blickt mich streng an und sagt dann: »Dieses Gefühl ist doch sehr eindeutig. Ich glaube nicht, dass man ein sich meldendes Gewissen leicht mit einem anderen Gefühl verwechseln kann.«

Meine Schwester meint: »Die Sprache kann genauso wenig reine Privatangelegenheit sein wie eine moralische Norm, und die Gründe dafür sind quasi deckungsgleich. Man kann eben nicht nur für sich selbst verständlich sein. Wenn man aber über das Gewissen als einen privaten Sinn für Recht und Unrecht nachdenkt, bekommt es den Anschein, als ob unser kollektives Verständnis von Gerechtigkeit hin und wieder unzureichend sein kann. Sicherlich kann ein Einzelner Widerstand leisten gegen Fehler im herrschenden gesellschaftlichen Normgefüge und so Verbesserungen und Reformen möglich machen. Dafür gibt es in der Geschichte zahlreiche Beispiele. Man kann das Gewissen aber auch genau andersherum deuten: als eine innere Stimme, die das eigene Handeln auf Kurs hält mit den öffentlich vertretbaren ethischen Standards. In diesem Modell wäre es sozusagen das eigene Gewissen, das einen reformiert.«

Eine der Segnungen der durch Schutzimpfungen erzielten Immunität ist, dass eine kleine Bevölkerungsgruppe auch nicht geimpft sein kann und sich oder andere damit trotzdem keinem deutlich erhöhten Risiko aussetzt. Aber wie groß diese Gruppe sein darf – wann also die Schwelle erreicht ist, an der die Herdenimmunität verloren geht und das Erkrankungsrisiko sowohl für Geimpfte wie für Nichtgeimpfte wieder drastisch ansteigt –, ist sehr unterschiedlich und hängt mit der betreffenden Krankheit, dem Impfstoff und der jeweiligen Bevölkerung zusammen. In vielen Fällen kennen wir diese Schwelle erst, nachdem wir sie überschritten haben. Was wiederum die Verweigerer aus Gewissensgründen in die prekäre Lage bringt, potenziell den Ausbruch einer Epidemie zu befördern. An diesem Punkt gehen wir möglicherweise in die Falle dessen, was Ökonomen einen *Moral Hazard* nennen, eine moralische Versuchung, die uns zu risikoreichem Verhalten verführt, sobald wir gegen das betreffende Risiko versichert sind. Unser Rechtssystem erlaubt es einer gewissen Anzahl von Menschen, aus medizinischen, religiösen oder philosophischen Gründen die Impfausnahme für sich in Anspruch zu nehmen. Aber ob wir zu dieser Zahl gehören wollen oder nicht, ist nichts anderes als eine Gewissensentscheidung.

In einem Kapitel mit der Überschrift »Steht es in Ihrer sozialen Verantwortung, Ihre Kinder impfen zu lassen?« stellt Dr. Bob in seinem *Vaccine Book* die Frage: »Darf man Eltern denn vorwerfen, dass ihnen die Gesundheit ihres Kindes wichtiger ist als die der Kinder in seinem Umfeld?« Was natürlich eine rhetorische Frage ist. Dr. Bobs Antwort darauf lässt sich recht einfach herauslesen. Meine Antwort wäre es nicht. In einem anderen Kapitel gibt Dr. Bob Eltern, die die Masern-Mumps-Röteln-Impfung kritisch sehen, folgenden Rat: »Ich warne davor, über diese Ängste mit den Nachbarn zu sprechen, denn wenn zu viele Menschen vor der MMR-Impfung zurückschrecken, werden die betreffenden Krankheiten wahrscheinlich wieder deutlich häufiger auftreten.«

Ich brauche keine Ethikerin, um zu merken, dass hier irgendetwas nicht stimmt, aber trotzdem ist es meine Schwester, die mein Unbehagen auf den Punkt bringt: »Das Problem ist, dass man eine Ausnahme macht, allerdings nur für sich selbst.« Was sie an die von dem Philosophen John Rawls vertretene Denkweise erinnere: Man stelle sich vor, seine gesellschaftliche Stellung nicht zu kennen – also nicht zu wissen, ob man reich ist oder arm, gebildet oder versichert oder ob man Zugang zur Gesundheitsversorgung, ob man ein Baby ist oder ein Erwachsener, ob man HIV-positiv ist oder ein intaktes Immunsystem hat etc. –, aber sehr wohl die gesamte Bandbreite der Möglichkeiten. In dieser Situation würde sich jeder für eine Politik der Gleichberechtigung aussprechen, ganz unabhängig davon, in welcher Position man sich letzten Endes befindet.

»Wir sollten lieber in Abhängigkeitsverhältnissen denken«, meint meine Schwester. »Unser Körper ist ja nicht unser Privateigentum – wir sind einfach nicht körperlich unabhängig voneinander. Unser körperliches Wohlergehen steht immer im Zusammenhang mit Entscheidungen, die auch andere betreffen.« Hier kommt sie kurz ins Stocken, ihr fehlen die Worte – und das kommt nicht gerade häufig vor bei ihr. »Ich weiß nicht, wie ich es sagen soll«, meint sie dann. »Aber der Punkt ist: Es gibt immer noch die Illusion der Unabhängigkeit.«

Als sie 1558 Königin wurde, sprach Elizabeth I. davon, in zwei Körpern zu wohnen: »Ich habe, biologisch gesehen, einen natürlichen Körper, verfüge aber als Königin durch Seine Erlaubnis noch über einen politischen Körper für das Regieren.« Diese Vorstellung entlehnte sie der politischen Theologie des Mittelalters, aber auch da war die Idee eines »politischen Körpers« längst uralt. Schon die Griechen imaginierten den Staat als Organismus, also als lebendig und Teil eines größeren kosmischen Organismus, in dem sowohl der Bürger als auch die Stadt Körper in einem Körper sind.

Unser heutiger Glaube, dass wir nur einen einzigen, von den Grenzen unserer Haut vollständig umfassten Körper bewohnen, entstammt dem Denken der Aufklärung, die das Individuum als Geist und Körper feierte. Aber was genau ein Individuum definiert, war irgendwie nicht so ganz klar. Gegen Ende des Zeitalters der Aufklärung durfte der Körper eines Sklaven immerhin nur drei Fünftel des zu ihm gehörenden Menschen repräsentieren. Manche Menschen blieben also immer Teil eines Ganzen, während andere in den Genuss der neuen Schimäre kamen, ganz für sich allein vollständig zu sein.

In Reaktion auf eine aus dem Jahr 1912 stammende Definition biologischer Individualität – ein Individuum ist demnach, was »nach Zerteilung in zwei Hälften nicht mehr funktionsfähig ist« – stellt Donna Haraway fest, dass die Erfordernis einer solchen Unteilbarkeit sowohl für Würmer als auch für Frauen ein Problem darstellt: »Das ist zweifellos der Grund für die Schwierigkeiten von Frauen, in modernen, westlichen Diskursen als Individuen angesehen zu werden. Ihre eigene, begrenzte Individualität wird von der beunruhigenden Gabe ihrer Körper kompromittiert, andere Körper hervorzubringen, deren Individualität Frauen gegenüber den Vorrang gewinnen kann, obwohl die kleinen Körper völlig umschlossen (...) sind.« Eine unserer Aufgaben als Frau ist eben die, zerteilt zu werden.

Wenn mein Sohn fragt, was es mit seinem Bauchnabel auf sich hat, beschreibe ich die quasi sagenhafte Nabelschnur, die uns mal verbunden hat. Ich zeige auch auf meinen eigenen Nabel und erzähle ihm, dass alle Menschen mal in einem anderen Körper gesteckt haben, der sie ernährt hat. Diese Vorstellung findet sogar schon ein dreijähriges Kind, das immer noch total abhängig von den Eltern ist, sich aber bereits daran gewöhnt hat, sich selbst für unabhängig zu halten, überaus seltsam. Kurz vor der beginnenden Aufklärung formulierte Königin Elizabeth I. also ein Paradoxon, das wir bis zum heutigen Tag nicht so recht in den Griff bekommen: Unsere Körper gehören vielleicht zu uns, wir gehören aber trotzdem zu einem aus vielen Körpern zusammengesetzten größeren Körper. In körperlicher Hinsicht sind wir also gleichermaßen unabhängig wie abhängig.

Beim Vorgang des Impfens trifft der natürliche Körper auf den politischen Körper. Eine einzige Nadel durchsticht hier beide. Dass manche Impfstoffe in der Lage sind, eine kollektive Immunität zu generieren, die der individuellen Immunität überlegen ist, hinterlässt den Eindruck, als ob das Politische nicht nur über einen Körper, sondern sogar über ein Immunsystem verfügt, das in der Lage ist, sich als Ganzes zu schützen. Manche gehen davon aus, dass das, was für den politischen, also den Staatskörper gut ist, nicht gut sein kann für den natürlichen Körper – dass also die Interessen der beiden Körper im Widerstreit stehen. Aber die Ergebnisse der Arbeit von Epidemiologen, Immunologen und sogar Mathematikern sagen oft etwas anderes: Sämtliche Kosten-Nutzen-Analysen und Herdenimmunitätsmodelle kommen tendenziell zu demselben Schluss, nämlich dem, dass Impfen sowohl für das Individuum als auch für die Öffentlichkeit von Vorteil ist. Als Wissenschaftler der Harvard-Universität kürzlich unter Zuhilfenahme der Spieltheorie ein mathematisches Modell des Impfverhaltens während einer Grippewelle erstellten, fanden sie heraus, dass sogar »eine Gesellschaft aus gänzlich eigennutzorientierten Mitgliedern eine Epidemie überwinden kann«. Altruismus ist also nicht mal vonnöten.

Impfstoffe werden vom Staat reguliert, empfohlen und vertrieben – die Beziehung zwischen Regierung und Schutzimpfungen ist also sehr handfest. Aber es gibt auch eine metaphorische Beziehungsebene. Impfstoffe sind nämlich so etwas wie die Regierung des Immunsystems, schließlich erlegen sie ihm eine spezifische Ordnung auf. Im 19. Jahrhundert verglichen britische Impfgegner ihre Bewegung mit dem Irish Home Rule Movement (dem Streben der Iren nach Selbstverwaltung; Anm. d. Übers.) und setzten die Lenkung eines Staates mit der Steuerung eines Körpers gleich. Wir lehnen das Impfen unter anderem auch deswegen ab, weil wir uns selbst regieren wollen.

Die Haltung gegenüber dem Staat lässt sich leicht in die Haltung gegenüber dem Impfen übertragen, teils auch deshalb, weil der Körper eine so naheliegende Metapher für das Staatswesen ist. Natürlich hat der Staat einen Kopf und die Regierung Arme, mit denen sie weit über ihre Machtbefugnis hinausgreift. In seinem Buch *I Is An Other* schreibt James Geary über ein Experiment, mittels dessen untersucht wurde, welche Konsequenzen der Gebrauch körperlicher Metaphern zur Beschreibung des Staats hat. Die Forscherinnen und Forscher baten zwei Gruppen, einen Artikel über die Geschichte der USA zu lesen, in dem Körpermetaphern vorkamen – die Nation erlebte einen »Wachstumsschub« und war dabei, Neuerungen »zu verdauen«. Vor der Lektüre dieses Artikels sollte die eine der beiden Gruppen noch einen anderen Text lesen, in dem es um durch die Luft übertragbare Bakterien und deren Schädlichkeit ging. Die Studie ergab, dass sich die Gruppe, die zusätzlich den Bakterienartikel gelesen hatte, im Anschluss ängstlicher äußerte in Bezug auf die schleichende Vergiftung des Körpers und eine negativere Meinung hatte zum Thema Immigration, und das, obwohl in dem Text über die Geschichte der USA Einwanderungsthemen gar keine Erwähnung fanden. Die Metapher stand nirgendwo explizit, und trotzdem tendierte diese zweite Gruppe dazu, Immigranten mit Bakterien gleichzusetzen, die den Körper der Nation befallen und verseuchen. Die Wissenschaftler schlussfolgerten: Wo zwei Themen in einer metaphorischen Verbindung stehen, lässt sich über die Manipulation der Meinung zum ersten Thema auch die Meinung zum zweiten beeinflussen.

»Wenn das Denken die Sprache verdirbt«, so schrieb George Orwell bekanntermaßen, »kann die Sprache auch das Denken verderben.« Abgestandene Metaphern führen zu abgestandenem Denken. Schiefe Metaphern verwirren. Und das Metaphorische fließt immer in zwei Richtungen – über eine Sache in den Begrifflichkeiten einer anderen Sache nachzudenken, kann in Bezug auf beide Sachen erhellend oder eben verwirrend sein. Wenn das Bewusstsein für die eigene körperliche Verletzlichkeit das politische Handeln verseuchen kann, dann prägt das Bewusstsein für die eigene politische Machtlosigkeit auch den Umgang mit dem eigenen Körper.

In dem Frühjahr nach der Schweinegrippe-Epidemie wurde mein Sohn ein Jahr alt und die Bohrplattform Deepwater Horizon explodierte. Elf Arbeiter kamen zu Tode, und aus einem Bohrloch auf dem Meeresboden strömte Öl in den Golf von Mexiko. In 87 Tagen liefen 210 Millionen Gallonen aus. Die Eltern in meinem Bekanntenkreis redeten nicht mehr über die Grippe, sondern über das auslaufende Öl. Auch wenn niemand von uns das explizit so formulierte, schien das immer weiter auslaufende Öl doch sinnbildlich für alles zu stehen, was wir im Leben unserer Kinder nicht kontrollieren konnten.

Irgendwann in diesen Tagen rief ich meinen Mann an, um ihm völlig aufgelöst zu sagen, dass wir eine neue Matratze für das Gitterbettchen unseres Sohnes brauchten. »Okay«, meinte er vorsichtig und verstand weder meine Dringlichkeit noch meine Tränen. Ich hatte mich an jenem Vormittag in einem weitschweifigen Lesemarathon durch Texte über Impfstoffe, Artikel über die bei der Plastikverarbeitung zum Einsatz kommenden Chemikalien, Artikel über mögliche Gesundheitsrisiken von Babyflaschen aus Plastik und Artikel über die von Plastikbezügen um Babymatratzen freigesetzten Gase gearbeitet. Der Forschungsstand zum letzten Thema war größtenteils noch vorläufig, viele der Befürchtungen spekulativ. Trotzdem hatte ich bis mittags genug gelesen, um mir über die Matratze meines Sohnes, auf der er im Durchschnitt immerhin zwölf Stunden pro Nacht schlief,

Gedanken zu machen. Nachdem ich mir das Schildchen an der Matratze genauer angesehen und mich mit dem Hersteller schriftlich in Verbindung gesetzt hatte, rief ich meinen Vater an, der mir versicherte, meinem Sohn ginge es gut, schließlich zirkuliere die Luft ja, während er schlafe. Aber er musste zugeben, von einem Fall zu wissen, bei dem Menschen von der PVC-Innenausstattung eines Autos krank geworden seien – von dem Plastik also, aus dem auch der Matratzenüberzug meines Sohnes war.

Aber nicht allein deswegen war ich in Tränen ausgebrochen. Ich hatte während dieses ersten Lebensjahres meines Sohnes schon entdeckt, dass eine Chemikalie in einer bestimmten Sorte Wegwerfwindeln bei ihm zu einem roten, brennenden Ausschlag führte. Und dass die Zahnpasta, die ich für seine vier ersten Zähnchen benutzt hatte – immerhin ein »Bio«produkt –, einen Zusatzstoff enthielt, der ihm im Mund Bläschen machte. Genau wie ich ist auch mein Sohn ungewöhnlich empfindlich, was bestimmte Chemikalien anbelangt. Ich versuchte also, all das nicht als Hinweis darauf zu werten, dass wir von Gefahren nur so umstellt waren. Aber nachdem ich von einer anderen Mutter erfahren hatte, dass die FDA (Food And Drug Administration; in etwa: Behörde für Nahrungs- und Arzneimittelsicherheit; Anm. d. Übers.) nicht befugt sei, Kosmetika genauso streng zu kontrollieren wie Arzneimittel – auch Shampoos und Cremes für Babys nicht –, fand ich mich im Drogeriemarkt wieder, wie ich paralysiert auf die Inhaltsstoffe einer Lotion starrte, die die Kinderärztin als Hautpflege für meinen Sohn empfohlen hatte, weil seine Haut durch den vom Lake Michigan her durch die Stadt peitschenden Wind schrecklich rissig geworden war.

Zur selben Zeit brachten Flugzeuge noch nie dagewesene Mengen des chemischen Dispersionsmittels Corexit auf das Deepwater-Leck aus. Corexit ist eine der 62 000 Chemikalien, die von dem 1976 neu erlassenen Toxic Substances Control Act nicht erfasst und entsprechend keinerlei Gesundheits- oder Sicherheitscheck unterzogen wurden. Wie die Chemikalien in der Matratze meines Sohnes sind auch Öldispersionsmittel Weichmacher. Aber verglichen mit über einem Leck versprühten 1,84 Millionen Gallonen erscheinen die Weichmacher in einer Kindermatratze vernachlässigbar. Wie auch der Umweltschutzbehörde damals auffiel, war Corexit weder das sicherste noch das effektivste Mittel auf dem Markt – es war einfach nur das, wovon BP zum Zeitpunkt des Unfalls am meisten vorrätig hatte. Die Behörde forderte BP auf, ein weniger giftiges Mittel zu verwenden, aber das Unternehmen kam dieser Aufforderung nicht nach. Während bis heute um ein umfassendes Verständnis der Toxizität von Corexit gerungen wird, scheint sein Hauptvorteil gewesen zu sein, dass es den Ölaustritt vordergründig stoppte.

Ich fand es wenig beruhigend, dass das Öl in einer weniger sichtbaren Form weiterhin durchs Wasser trieb und dabei Korallen, Meeresschildkröten und Delfine tötete und vom Walhai bis zum Seegras alles in Lebensgefahr brachte. Kurz nach dem Kollaps der deregulierten Finanzindustrie geriet ich durch die Auswürfe einer deutlich zu wenig regulierten Öl- und einer unterregulierten Chemieindustrie in Panik und heulte meinem Mann vor: »Wenn die Regierung es nicht schafft, die Weichmacher aus dem Bett und die Parabene aus der Hautcreme meines Babys zu kriegen, geschweige denn 210 Millionen Gallonen Rohöl und 1,84 Millionen Dispersionsmittel aus dem Golf von Mexiko, dann frage ich mich, wofür wir sie haben.« Schweigen. »Ich versteh' dich ja«, kam dann von meinem Mann, mit einer Stimme, die mir als erster Schritt des diplomatischen Versuchs bekannt war, meiner aus dem Ruder laufenden Ängstlichkeit beizukommen. »Vielleicht fangen wir mal damit an, eine neue Matratze zu kaufen.«

In der Immunologie bezieht sich der Begriff *Regulation* auf die vom Körper eingesetzten Strategien, sich selbst keinen Schaden zuzufügen. Im Krankheitsfall geht es uns in Teilen nur deshalb schlecht, weil unser Immunsystem nicht immer so richtig sanft mit unserem Körper umspringt. Das Fieber, das das Bakterienwachstum verlangsamen soll, kann, wenn es zu hoch steigt, die körpereigenen Enzyme schädigen. Die Entzündung, die die Zellen schützt, kann Gewebeschäden anrichten, wenn sie ungehindert bestehen bleibt. Und die für eine Immunreaktion hauptverantwortlichen chemischen Signale können, in übergroßen Mengen ausgegeben, zu Organversagen führen. So notwendig sie sind: Unregulierte Schutzimpulse können gefährlich werden.

Der Historiker Michael Willrich schreibt: »Im Herbst 1901 war vorschriftsmäßige Regelung noch eine kontrovers diskutierte Idee. Wenige Monate später hatte sie Eingang in die Gesetzgebung gefunden.« In der Zwischenzeit war es in Camden, New Jersey, zu einem Pockenausbruch gekommen, dem neun Kinder zum Opfer gefallen waren, nachdem sie eine mit Tetanus kontaminierte Pockenimpfung erhalten hatten. Im Laufe der nächsten hundert Jahre wurde die Impfstoffherstellung nach und nach zu einem der besser regulierten Wirtschaftszweige in den USA. Die Herstellung und Beprobung von Impfstoffen stehen heute unter der Aufsicht der FDA und der CDC, und die Impfstoffsicherheit wird in regelmäßigen Abständen vom unabhängigen Institute of Medicine überprüft. Impfstoffe unterliegen zudem der fortlaufenden Evaluierung: Es gibt eine Datenbank, in der landesweit Berichte über Impfnebenwirkungen gesammelt werden, und eine weitere, die die Krankenakten großer Gesundheitsdienstleister auswertet. Aber weil nichts davon besonders sichtbar ist, macht es den Anschein, als ob nicht reguliert würde.

»Was ist *noch* in der Luft, das ich nicht sehen kann?«, fragt mein Sohn, nachdem ich ihm das mit den Radiowellen erklärt habe. Ich erzähle ihm von Röntgenstrahlen und Mikrowellen. Als ich kurz ins Stocken komme, unsicher, ob ich noch Radon und Umweltverschmutzung erwähnen soll, fängt mein Mann an, vom Sonnenlicht zu erzählen. »Durch Explosionen auf der Sonne entstehen winzig kleine Teilchen«, erklärt er unserem Sohn. »Die heißen Neutrinos und fliegen von der Sonne weg einmal quer durch die Atmosphäre. Sie sind so klein, dass sie durch unseren Körper durchfliegen, ohne dass wir das merken. Stell dir mal vor: Kleine Sonnenteilchen strömen die ganze Zeit durch uns durch! Wir haben den Sonnenschein in uns drin!«

Ich bin dankbar für diese Ode an die unsichtbare Welt, denn ich habe gerade *Der stumme Frühling* gelesen und mein Kopf ist voll von bösartigen Unsichtbarkeiten. »In dieser alles umfassenden Verunreinigung der Umwelt«, schreibt Carson nämlich, »sind Chemikalien die unheimlichen und kaum erkannten Helfershelfer der Strahlung; auch sie tragen unmittelbar dazu bei, die ursprüngliche Natur der Welt – die ursprüngliche Natur ihrer Geschöpfe zu verändern.« Das mag ja alles stimmen, aber Strahlung kann eben auch die Form von Sonnenschein haben, und daran hat mein Mann mich gerade erinnert.

Sich vom Unsichtbaren bedroht zu fühlen, ist gleichermaßen Luxus wie Risiko. Mitten in Chicago, wo im Jahr nach der Geburt meines Sohnes 677 Kinder durch Schusswaffen ums Leben kamen, schaffe ich es, mich von deutlich weniger greifbaren Gefahren in Beschlag nehmen zu lassen. Während in anderen Teilen der Stadt Kugeln in den Körpern von Zweijährigen landen, mache ich mir Gedanken darüber, wie gefährlich wohl die Farbe ist, die von den Spielsachen und den Zimmerwänden meines Kindes abblättert. Ich habe Angst, dass die Gefahr eingewebt ist in die Kleidung, die mein Kind trägt, dass sie in der Luft liegt, die es atmet, indem Wasser schwimmt, das es trinkt, und in den kontaminierten Lebensmitteln steckt, die ich ihm zu essen gebe.

Wenn wir davon ausgehen, in einer Welt voller unsichtbarer Übel zu leben, dann bekommt das eigentlich eher konzeptuelle Gebilde eines Immunsystems, das uns vor unsichtbaren Bedrohungen schützen soll, unweigerlich eine übersteigerte Bedeutung und eine verzerrte Funktion. Der Arzt Michael Fitzpatrick stellt fest: »Das ständig Gefahren ausgesetzte ›Immunsystem‹ ist eine Metapher für das von vielen geteilte Gefühl, ein verletzliches Individuum zu sein, das einer feindseligen Welt ausgeliefert ist.«

Der Begriff *Immunsystem*, schreibt er, war wahrscheinlich schon zum Zeitpunkt seiner Einführung eine Metapher. Im medizinischen Kontext bezog sich das Wort *System* ursprünglich auf eine gewisse Organ- oder Gewebemenge, aber die Immunologen, die es sich aneigneten, benutzten es in einem erweiterten Sinn. »Warum wurde der Begriff *Immunsystem* so schnell und so breitflächig angenommen?«, fragt die Immunologiehistorikerin Anne-Marie Moulin und findet eine Antwort in der »linguistischen Anpassungsfähigkeit«, dem Vermögen dieses Begriffs, viele verschiedene Bedeutungen zu haben. Schon wenige Jahre nach seiner Einführung in der Wissenschaft hatte er es bereits in den Mainstream geschafft und kam in den 1970er Jahren zu allgemeiner Anwendung. Fitzpatrick schreibt: »Auch wenn der Begriff aus der immunologischen Wissenschaft stammte: Er füllte sich schnell mit neuen Konnotationen, die einflussreichen zeitgenössischen Trends wie Umweltbewusstsein, Alternativmedizin und New-Age-Mystizismus entlehnt wurden.«

Zusätzliche Bedeutung bekam das Immunsystem durch das Aufkommen der Systemtheorie in den Natur- und Sozialwissenschaften. Die Systemtheorie, so die Anthropologin Emily Martin, ist zum vorherrschenden Modell der Reflexion über Umwelt und Körper geworden. War früher die Maschine mit ihren verschiedenen Komponenten die gültige Körpermetapher, so begreifen wir den Körper heute eher als komplexes System – als hochsensibles, nichtlineares Feld mit ausgefeilten Selbstregulierungsmechanismen.

»Welche möglichen oder wahrscheinlichen Konsequenzen ergeben sich aus der Wahrnehmung des Körpers als komplexes System?«, fragt Martin. Und antwortet: »Die erste Konsequenz ließe sich beschreiben als das Paradox, sich für alles verantwortlich und gleichzeitig machtlos zu fühlen, eine Art ermächtigte Machtlosigkeit.« Und weiter: Wenn man sich zumindest in Teilen für seine eigene Gesundheit verantwortlich fühlt und den eigenen Körper als ein komplexes, mit anderen komplexen Systemen – z. B. Gesellschaft und Umwelt – verschaltetes System begreift, wird die Aufgabe, alle Faktoren zu kontrollieren, die Einfluss nehmen könnten auf die eigene Gesundheit, zur Überforderung.

Das Gefühl, für alles verantwortlich und gleichzeitig ohnmächtig zu sein, ist meiner Meinung nach auch eine zutreffende Beschreibung für den emotionalen Zustand, Bürgerin dieses Landes zu sein. Unsere repräsentative Demokratie schenkt uns die ermächtigte Machtlosigkeit. Dieses Problem der Regierungsführung hat noch eine weitere problematische Dimension, wie Rachel Carson schreibt: »Für jeden von uns, wie auch für die Wanderdrossel in Michigan oder den Lachs in Miramichi, ist dies ein Problem der Ökologie, der wechselseitigen Beziehungen und der Abhängigkeit der Geschöpfe voneinander.«

»Jeder, der geboren wird, besitzt zwei Staatsbürgerschaften, eine im Reich der Gesunden und eine im Reich der Kranken«, schrieb Susan Sontag in ihrem Vorwort zu *Krankheit als Metapher*. »Und wenn wir alle es auch vorziehen, nur den guten Ruf zu benutzen, früher oder später ist doch jeder von uns gezwungen, wenigstens für eine Weile, sich als Bürger jenes anderen Ortes auszuweisen.«

Diese Sätze schrieb Sontag, als sie selbst wegen Krebs behandelt wurde und nicht wusste, wie viel Zeit zu leben ihr noch blieb. Später erklärte sie, sie habe ihr Buch geschrieben, um »die Fantasie [zu] beruhigen«. Diejenigen, die den Großteil ihres Lebens im Reich der Gesunden verbracht haben, werden möglicherweise gar keine Fantasien haben, die es zu beruhigen gilt. Denn nicht alle halten das Gesundsein für einen Übergangszustand, aus dem man ohne Vorwarnung hinausgeworfen werden kann. Manche werten ihre Gesundheit lieber als Teil ihrer Identität. *Ich lebe gesund*, sagen wir einander und meinen, dass wir gewisse Lebensmittel essen und andere nicht, dass wir Sport treiben und nicht rauchen. Ohne es laut zu sagen, meinen wir damit, dass Gesundheit die Belohnung für unseren Lebensstil ist, welcher wiederum eine Art Krankheitsprävention ist.

Wenn Gesundheit zur Identität gehört, dann ist Krankheit nichts, das einem zustößt, sondern Teil dessen, wer man ist. Der Lebensstil, so habe ich mir das zusammengereimt aus der Benutzung des Wortes *Lifestyle* im Gesundheitsunterricht der Mittelstufe, ist entweder sauber oder schmutzig, sicher oder unsicher, gesund oder eben anfällig für Krankheiten. In meiner Schule ging es in der *health class* vor allem um Aids-Aufklärung. Seit Ausbruch der Epidemie war schon so viel Zeit ins Land gegangen, dass wir – obwohl wir natürlich auch über die Übertragungswege der Krankheit informiert wurden – wiederholt darauf hingewiesen wurden, dass man Aids nicht bekommt, wenn man jemanden mal zufällig oder flüchtig berührt. Um unser Mitleid mit den Infizierten zu schüren, wurde uns ein Dokumentarfilm über einen an der Bluterkrankheit erkrankten Jungen gezeigt, der sich bei einer Bluttransfusion mit HIV infiziert hatte. Er hatte keine der risikoreichen Verhaltensweisen an den Tag gelegt, vor denen wir im Unterricht gewarnt worden waren, und die intendierte Botschaft war, dass es tatsächlich auch unschuldige Opfer dieser Krankheit gab. Die unausgesprochene, aber logische Schlussfolgerung war, dass andere Menschen mit HIV sehr wohl selbst schuld an ihrer Infektion waren.

Meine Generation wurde im Schatten der Aids-Epidemie erwachsen, und es sieht so aus, als hätte uns das den Glauben eingepflanzt, dass man nicht per se anfällig für Krankheiten ist, sondern dass man das Krankwerden vermeiden kann, indem man ein Leben in Vorsicht führt und die Kontakte zu den Mitmenschen einschränkt. »Die Krebsphobie lehrte uns die Furcht vor einer verunreinigenden Umwelt«, schreibt Sontag. »Jetzt haben wir die Furcht vor verunreinigenden Menschen, die die Aids-Angst unweigerlich verbreitet. Furcht vor dem Abendmahlskelch, Furcht vor Operationen: Furcht vor verseuchtem Blut, sei es das Blut Christi oder das deines Nächsten. Das Leben selbst – Blut, Sexualflüssigkeit – ist der Träger der Verseuchung.«

Die durch Aids hervorgerufenen Ängste sind in unsere Einstellungen gegenüber dem Impfen eingesickert. Nadeln – das haben wir von Aids gelernt – können Krankheiten verbreiten. Die Nadel selbst ist »schmutzig« geworden. Aids legt offen, dass unser Immunsystem sabotageanfällig ist und auch dauerhaft außer Kraft gesetzt werden kann. Impfstoffe, die das Immunsystem ja eigentlich anwerfen sollen, werden plötzlich als potenzielle Saboteure verdächtigt, die Autoimmunerkrankungen hervorrufen oder das Immunsystem eines Kindes schlichtweg überfordern können. Auch diese Angst vor dem »überforderten« Immunsystem kann auf Aids zurückverfolgt werden: Das HI-Virus, so habe ich es in der *health class* gelernt, versteckt sich in unseren T-Zellen, wo es sich in aller Ruhe vermehrt, bis es explosionsartig massenhaft Kopien seiner selbst freisetzt, die unser Immunsystem dann überfordern. Und schließlich ist da ja auch noch diese unheimliche Präsenz von anderer Menschen Blut und Körper in den Impfstoffen selbst – wie verblasst oder theoretisch diese Präsenz auch sein mag. Aus dem Zusammenhang gerissen kann man bei manchen der zur Impfstoffproduktion benötigten Komponenten – Humanalbumin, Proteinbruchstücke aus menschlichen Zellen, Rest-DNA – den Eindruck bekommen, dass uns Körperabfälle injiziert werden.

Die Aids-Aufklärung hat uns beigebracht, wie wichtig es ist, unseren Körper vor dem Kontakt mit anderen Körpern zu schützen, was offenbar gleich noch eine weitere inselförmige Abschottung hervorgebracht hat: das Phänomen, sich wie besessen um die Intaktheit des eigenen Immunsystems zu kümmern. Zurzeit scheinen dessen Aufbau, Stärkung und Unterstützung zu einer Art kultureller Obsession geworden zu sein. Ich kenne Eltern, die glauben, die Pflege des Immunsystems sei ein vollwertiger Impfersatz, und deren Selbstverständnis dahin zielt, Kinder mit unschlagbarem Immunsystem großzuziehen. Aber auch Kinder mit unschlagbarem Immunsystem können Überträger von Krankheiten sein. Man kann Keuchhusten haben – oder Polio, Hib und HIV –, ohne Symptome an den Tag zu legen. Als ich eine

Freundin fragte, wie sie es denn fände, wenn ihr Kind sich mit einer ansteckenden Krankheit infiziere, selbst zwar nicht schwer daran erkranke, aber jemand Anfälligeres anstecken würde, bei dem die Krankheit dann einen schweren Verlauf nähme, sah sie mich überrascht an. Diese Möglichkeit, meinte sie, habe sie noch gar nicht in Betracht gezogen.

»Steht das Immunsystem im Zentrum einer Neuauflage des Sozialdarwinismus, weil es die Unterscheidung in Menschen unterschiedlicher ›Qualität‹ ermöglicht?«, fragt die Anthropologin Emily Martin und hält das für durchaus wahrscheinlich. Mancher im Rahmen ihrer Studie Befragte habe einen von ihr so betitelten »Immunmachismo« an den Tag gelegt und beispielsweise behauptet, sein Immunsystem sei »der totale Bringer«. Ein Befragter war der Meinung, so schreibt Martin, dass »Menschen ohne hohen Lebensstandard geimpft werden sollten; die gepflegteren Immunsysteme von Menschen aus der Mittel- oder Oberschicht würden von Impfungen doch nur zugekleistert«. Aber auch wenn wir davon ausgehen, dass manche Immunsysteme tatsächlich der totale Bringer sind: Es bleibt das Problem, dass Impfungen für immungeschwächte Menschen in vielen Fällen hochgradig gefährlich sind. Diese Menschen sind darauf angewiesen, dass andere Menschen mit funktionstüchtigerem Immunsystem eben immun sind und ihnen Schutz vor Erkrankung bieten.

»Aids geht uns alle an«, verkündete der Vizepräsident des Roten Kreuzes 1987, obwohl die mediale Aufbereitung des Themas, wie der Journalist Richard Goldstein bemerkte, den durchschnittlichen US-Bürger als gefeit vor der Infektion und als bloßen Zeugen der Epidemie darstellte. Ich muss feststellen, dass ich mich auch selbst so sehe – als ob mir ans Herz gelegt worden sei, Aids als Problem von schwulen Männern und Afrikanern zu sehen. Krank werden immer die anderen, impliziert diese Sichtweise, und zwar Leute, die entweder nicht gut oder nicht sauber sind. Dass diese Haltung sich nicht nur auf Aids beziehen lässt, wird offenkundig in der Empörung über die Impfung Neugeborener gegen Hepatitis B, einer weiteren durch Blut übertragenen Krankheit. Diese Impfung wird angeführt, um die Absurdität eines Gesundheitssystems zu illustrieren, das ein neugeborenes Baby gegen eine Geschlechtskrankheit impft.

In Bezug auf die Hepatitis-B-Impfung stellt Barbara Loe Fisher die Frage: »Warum nur kommen eine halbe Million unschuldiger Neugeborener und Kinder ins Visier?« In dem Wort *unschuldig* schwingt mit, dass nur diejenigen, die eben nicht unschuldig sind, Schutz vor Krankheiten brauchen. Alle in Zeiten der Aids-Epidemie Aufgewachsenen sind in Berührung gekommen mit dem Gedanken, dass Aids eine Strafe sei für Homosexualität, Promiskuität und Drogenabhängigkeit. Wenn Krankheit aber überhaupt eine Strafe für irgendwas ist, dann dafür, am Leben zu sein.

Als Kind fragte ich meinen Vater, woher Krebs kommt. Er überlegte eine ganze Zeit und meinte dann: »Vom Leben. Krebs kommt vom Leben.« Was ich so lange für eine schlaue Ausflucht hielt, bis ich Siddhartha Mukherjees Biografie des Krebses las, in der der Autor behauptet, das Leben an sich sei krebserregend, ja, der Krebs sei eins mit uns. Mukherjee schreibt: »Krebszellen sind bis in ihr innerstes molekulares Zentrum hyperaktive, fürs Überleben bestens gerüstete, angriffslustige, fruchtbare, einfallsreiche Kopien unserer selbst.« Was, so merkt er an, aber »keine Metapher« sei.

Zum vierten Geburtstag bekam mein Sohn eine reich bebilderte Ausgabe von *Alice im Wunderland* von mir, und ich merkte relativ schnell, dass ich dieses Geschenk eher mir selbst gemacht hatte. Mein Sohn langweilte sich schon, als Alice gleich zu Beginn des Buches in einen schlagfertigen Disput mit einem Dodo verstrickt wird. Alice' Verwirrung und Orientierungslosigkeit, die – so hatte ich gedacht – seine Erfahrungen als Kind in der Erwachsenenwelt spiegelten, spiegelten eigentlich nur mein hilfloses Navigieren in der Informationsgesellschaft. Konfrontiert mit einem neuen Thema fühlt man sich, als hätte man sich im Wunderland verirrt, und jede Recherche ist unweigerlich ein Kaninchenbau. Mit meinen Erkundigungen zum Thema ›Impfung‹ plumpste ich in einen solchen, ich fiel und fiel und merkte, dass dieser Bau sehr viel tiefer war als angenommen. Wie Alice fiel ich vorbei an Brettern voller Bücher, mehr Bücher, als ich jemals würde lesen können. Wie Alice stand ich irgendwann vor verschlossenen Türen. »Trink mich!«, befahl mir die eine Quelle, »Iss mich!« die nächste. Ihre Wirkung auf mich war gegenläufig: Ich wuchs und ich schrumpfte, ich glaubte und zweifelte. Ich weinte und schwamm dann in meinen eigenen Tränen.

Zu Beginn meiner Nachforschungen stieß ich auf einen Artikel über drei wegen möglicher Impfschäden ausgetragener Prozesse, die in den vergangenen sieben Jahren von Gericht zu Gericht gewandert und schlussendlich auch entschieden worden waren. Diese drei Fälle waren ausgewählt worden als die aussagekräftigsten von mehr als fünftausend ähnlich gelagerten und wurden schließlich vor einer Sonderkammer des U. S. Court of Federal Claims – im Volksmund auch »Vaccine Court« (»Impfgericht«) genannt – als Musterprozesse über die Frage geführt, ob Autismus als Impfschaden zu werten sei oder nicht.

Die Beweispflicht vor dem »Vaccine Court« ist relativ locker, und die verhandelten Fälle werden von speziell eingesetzten Richtern angehört, die ihre Urteile oft eher nach dem »Die Wahrscheinlichkeit, dass es so war, ist höher als die, dass es nicht so war«-Prinzip fällen. Einer formulierte es mal so: »Die Wahrscheinlichkeit liegt bei fünfzig Prozent plus einer Haaresbreite.« Und trotzdem reichte das Beweismaterial in keinem der drei Fälle aus, um die Behauptung zu stützen, eine Impfung habe den Autismus ausgelöst. Die Gegenbeweise aber, so fügte einer der Richter an, seien »erschlagend«. Ihr Urteil im Fall *Colten Snyder vs. Gesundheitsbehörde* begründete die Verwaltungsrichterin Denise Vowell folgendermaßen: »Um zu der Schlussfolgerung zu gelangen, Coltens Erkrankung sei Ergebnis der Masern-Mumps-Röteln-Impfung, müsste sich ein objektiver Betrachter in die Rolle von Lewis Carolls weißer Königin begeben und in der Lage sein, noch vor dem Frühstück zwölf völlig unmögliche (oder zumindest höchst unwahrscheinliche) Dinge zu glauben.«

Das Problem dabei ist natürlich, dass wir alle noch vor dem Frühstück höchst unwahrscheinliche Dinge glauben. Es ist ja gerade die Annahme, dass unwahrscheinliche Dinge tatsächlich möglich sind, die Wissenschaft so spannend macht. Die Vorstellung, dass der Eiter einer kranken Kuh, einem Menschen in eine Wunde gestrichen, diesen Menschen immun macht gegen eine tödliche Krankheit, ist heute ja fast immer noch so schwer zu glauben wie 1796. Wer Wissenschaft betreibt, hält sich im Wunderland auf. Was Wissenschaftler offenbar genauso empfinden wie Laien. Der Unterschied für diejenigen, die keine Wissenschaftler sind, liegt darin, dass das, was die Medien aus dem Land der Wissenschaft berichten, meist das ist, was bereits existente Ängste stützt – das ist ja auch mit allen anderen Nachrichten der Fall.

In den Jahren, die seit meiner Schwangerschaft vergangen sind, habe ich von Studien gelesen, die Zusammenhänge vermuteten zwischen Autismus und nah an der Autobahn gelegenen Wohnorten, zwischen Autismus und Antidepressiva schluckenden Müttern, zwischen Autismus und dem Alter des Vaters zum Zeitpunkt der Zeugung sowie zwischen Autismus und einer Grippeinfektion der Mutter während der Schwangerschaft. Aber keine dieser Studien hat so viel Presse bekommen wie diese kleine, unaussagekräftige Studie, die einen Zusammenhang vermutete zwischen Autismus und Impfstoffen. »In der heutigen Medienkultur«, schreibt die Autorin Maria Popova, »werden kleine Krumen wissenschaftlicher Erkenntnis zu sensationsheischenden, absolut klingenden Schlagzeilen über das Fett-Gen, das Sprach-Gen oder das Schwulen-Gen aufgeblasen. Und dann wird exakt bestimmt, wo in unserem Gehirn die Liebe, die Angst oder die Vorliebe für Jane Austen lokalisiert ist. Das alles passiert, obwohl jedem von uns klar ist, dass Wissenschaft nicht durch das starre Festhalten an Antworten, sondern durch das offenherzige Aufgreifen von Nichtwissen vorankommt.«

Völlig überschwemmt von der Informationsflut bei meiner Recherche zum Impfthema, fiel mir irgendwann auf, dass auch Informationen selbst manchmal flutartig überschwemmt werden. Als ich nach der Quelle für das Gerücht suchte, der H1N1-Impfstoff enthalte Squalen, stieß ich auf Dutzende Websites und Blogs mit diesbezüglichen Artikeln, die sich allerdings bald als ein und derselbe herausstellen sollten, und zwar als der von dem Arzt Joseph Mercola verfassten und ursprünglich nur auf dessen privater Website veröffentlichten Text »Squalene: The Swine Flu Vaccine's Dirty Little Secret Exposed«. Dieser Text wurde während der Frühphase der Schweinegrippe-Pandemie vielfach im Internet reproduziert, ist dort aber bis heute nicht verbessert worden, obwohl ihm schon im Herbst 2009, als ich die Originalversion auf Mercolas Website aufspürte, eine korrigierende Anmerkung vorangestellt worden ist: Dort stand, dass keiner der in den Vereinigten Staaten vertriebenen H1N1-Impfstoffe tatsächlich Squalen enthalte, was in Sachen Richtigstellung kein ganz unwichtiger Punkt ist. Der Artikel allerdings war noch vor der Korrektur viral geworden. Wie ein Virus hatte er sich vervielfältigt und verlässlichere Informationen zu dem Impfstoff einfach überrollt.

Bevor das Wort *Virus* zum ersten Mal für einen spezifischen Typ von Mikroorganismus benutzt wurde, stand es jahrhundertelang sehr viel allgemeiner für alles, was Krankheiten verbreitet – Eiter, Luft, ja sogar Papier. Heute kann ein kleines Stück Maschinencode oder der Content einer Website viral sein. Aber wie bei den Viren, die Menschen infizieren, kann sich auch dieser Content ohne Wirt nicht reproduzieren.

Falschinformationen, die einen Wirt finden, werden im Internet unsterblich bzw. untot. Als ich andere Eltern bat, mir Informationen zukommen zu lassen, auf deren Grundlage sie ihre Impfentscheidungen getroffen hatten, bekam ich als einen der ersten Artikel »Deadly Immunity« von Robert F. Kennedy Jr. geschickt. Er war im *Rolling Stone* veröffentlicht worden und im Netz auf der Seite des Online-Magazins *Salon* zu finden, wo er – zum Zeitpunkt meiner ersten Lektüre – fünf wesentliche Richtigstellungen erfahren hatte. Ein Jahr später nahm *Salon* ihn ganz aus dem Netz. Diese unübliche Entscheidung, so erklärte der Chefredakteur, war unter anderem deswegen getroffen worden, weil die Geschichte nicht nur in faktischer Hinsicht, sondern auch in ihrer Stringenz Fehler aufwies und vor allem Letzteres sich nur schwer korrigieren ließ. Ein ehemaliger Redakteur reagierte kritisch auf die Entfernung des Artikels: Wenn er auf der Website von *Salon* nicht mehr auftauche, heiße das schließlich nicht, dass er nicht mehr verfügbar sei – immerhin werde der Artikel auch auf einigen anderen Websites gehostet –, sondern nur, dass die einzige korrigierte Fassung des Textes gelöscht werde.

Wissenschaft ist, das betonen Wissenschaftler gern, »selbstkorrigierend«. Das bedeutet, dass Fehler in Vorstudien im Idealfall von Folgestudien aufgedeckt werden. Eines der wichtigsten Prinzipien wissenschaftlicher Methodik ist, dass die Ergebnisse einer Untersuchung reproduzierbar sein müssen. Bis sie von einer größer angelegten Studie dupliziert werden, sind die Resultate einer kleinen Studie wenig mehr als ein Auftrag zu weiterer Forschung. Die Mehrheit aller Studien ist nicht per se besonders bedeutsam, sondern gewinnt oder verliert Bedeutung durch die Arbeit, die um sie herum getan wird. Außerdem sind, wie der Mediziner John Ioannidis bemerkt hat, »die meisten der veröffentlichten Forschungsergebnisse falsch«. Dafür gibt es eine ganze Menge Gründe, darunter Größe und Anlage einer Studie sowie Voreingenommenheit bzw. Fragestellung der beteiligten Wissenschaftler. Was nicht heißt, so Ioannidis, dass veröffentlichte Forschungsergebnisse ignoriert werden sollten, sondern dass es eben »die Gesamtheit der Beweise« ist, die zählt.

Wenn man unser Wissen als Körper denkt, bekommt man eine Vorstellung davon, welcher Schaden angerichtet werden kann, wenn man einen Teil dieses Körpers aus seinem Kontext reißt. In der Impfdebatte findet eine solche Zergliederung ebenfalls dann statt, wenn Einzelstudien Positionen oder Ideen stützen sollen, die vom Körper als Gesamtzusammenhang gar nicht getragen werden. »Jede Wissenschaft gleicht einem Fluss«, meint der Biologe Carl Swanson. »Sie hat unprätentiöse, im Dunkeln liegende Anfänge, ruhigere Abschnitte und Stromschnellen, Niedrigwasser- und Hochwasserperioden. Durch die Arbeit anderer Forscher und durch den Zufluss weiterer Gedanken bekommt sie Schwung, und durch langsam sich entwickelnde Begriffe und Verallgemeinerungen wird sie breiter und tiefer.«

Wenn man sich wissenschaftlicher Beweise bedient, muss man also immer den informatorischen Gesamtzusammenhang bedenken, sich sozusagen das gesamte Flusswasser ansehen. Ist dieses Ganze groß, wird seine Erfassung eine für einen Einzelnen unmöglich zu bewältigende Aufgabe. Ein Komitee aus 18 Fachleuten brauchte zum Beispiel zwei Jahre für die Auswertung von 12 000 durch Experten begutachteten Artikeln als Vorbereitung für den 2011 erschienenen Bericht über Impfnebenwirkungen für das Institute of Medicine. Zu dem Komitee gehörten eine Spezialistin für Forschungsmethodik, ein Experte für Autoimmunerkrankungen, eine Medizinethikerin, eine Fachfrau für kindliche Immunreaktionen, ein Kinderneurologe und eine zur Entwicklung des Gehirns arbeitende Forscherin. Außer dass er die relative Sicherheit von Impfstoffen bestätigte, machte der Bericht deutlich, welche Art von Zusammenarbeit heutzutage notwendig ist, um die uns zugänglichen Informationen zu verarbeiten. Niemand weiß für sich allein.

Dracula erschien 1897, in einer Zeit, als Bildungsreformen in Großbritannien zu einer noch nie dagewesenen Alphabetisierungsrate geführt hatten. Informationen nahmen neue Wege und erreichten Menschen, die sie zuvor nicht erreicht hatten. Auch neue Technologien brachen sich damals mit großer Geschwindigkeit Bahn und änderten die Lebensweise der Menschen. Kurz: Es war eine Zeit, die unserer heutigen nicht unähnlich war.

In *Dracula* spielen viele der neuen Erfindungen eine Rolle, unter anderem die Schreibmaschine. Der Roman spielt im »modernen 19. Jahrhundert«, wie eine der Figuren beobachtet, nur um dann unheilschwanger hinzuzufügen: »Und doch, wenn mich meine Sinne nicht trügen, so hatten und haben die vergangenen Jahrhunderte ihre besonderen Mächte, die bloße Modernität nicht umbringen kann.« Die Heldin in *Dracula* ist eine berufstätige Frau, die mit der Schreibmaschine ihr Tagebuch und eine Reihe weiterer Dokumente abtippt, woraus zusammengenommen der Roman entsteht. Wie sehr der Fortgang der Handlung an der Maschine hängt, macht deutlich, dass dieses Buch auch von Technologien handelt, die Informationen reproduzieren. Der Autor Bram Stoker scheint einen optimistischen Blick auf sie zu haben, schließlich tragen sie einen Gutteil bei zum Triumph des Guten über das Böse. Was aber die Handlung am stärksten vorantreibt, sind Ängste angesichts der Unsicherheit des modernen Lebens, und schließlich wird der Vampir, wie einem Kritiker schon 1897 auffiel, auf fast mittelalterliche Manier erlegt: Ein Engländer enthauptet ihn, während ein Amerikaner ihm das Jagdmesser ins Herz stößt.

Dracula hat nicht nur einen Erzähler. Die Geschichte entfaltet sich in zusammengetragenen Tagebucheinträgen, Briefen und Zeitungsartikeln. Jedes dieser Dokumente hält die Beobachtungen Einzelner fest, die eine von Draculas Taten miterlebt haben, und nur durch die Fusion ihrer Beobachtungen bekommen die zentralen Figuren ausreichend Beweismaterial an die Hand, um zu der Schlussfolgerung zu gelangen, dass sie es mit einem Vampir zu tun haben. Schon zu Beginn des Buches, nach der ersten Begegnung, notiert eine Figur in ihrem Tagebuch, dass Draculas Hand kalt sei,

»eher wie die Hand eines Toten als eines Lebenden«. Als Untoter ausgestellt wird Dracula trotzdem erst viel später. Der Leser, dem ja alle Dokumente vorliegen, begreift zwangsläufig deutlich früher als alle Protagonisten was Sache ist.

Die Vampirjäger nehmen häufig Bezug auf ihre ständig größer werdende Dokumentensammlung, als ob ihre Beobachtungen nicht ohne sie existierten. Der Literaturkritiker Allan Johnson schreibt: »Diese Beharrlichkeit, mit der das aufgezeichnete empirische Wissen seinen fundamentalen Wert im Kampf gegen das geheimnisvolle Unbekannte behauptet, durchzieht den gesamten Text.« Dracula ist dieses Unbekannte genauso wie das Kranke. Der Roman stellt die Frage: *Woher wissen wir, was wir wissen?* Diese Frage soll den Leser verunsichern – und das tut sie über ein Jahrhundert später immer noch.

Kurz bevor er London verlässt, rächt Graf Dracula sich an seinen Verfolgern, indem er ihre Originalunterlagen, all die von ihnen aufbewahrten Tagebücher, Briefe und Tonbandaufnahmen, ins Feuer wirft. Bis auf die Maschinenabschrift jener Dokumente – wir sollen glauben: eben jenes Buch, das wir gerade gelesen haben – bleibt nichts von ihnen übrig. Weil es aber eine Kopie ist und kein Original, darf man ihm, so setzt einer der Protagonisten in einer Schlussbemerkung hinzu, doch keinen Glauben schenken: »Wir konnten kaum annehmen, dass irgendjemand dies als Beweis für eine so wilde Geschichte gelten ließe ...«

Wissen ist per definitionem unvollständig. Der Wissenschaftler Richard Feynman erinnert uns daran, dass »ein Wissenschaftler niemals sicher sein kann«. Selbst ein Dichter kann das nicht, würde der Dichter John Keats behaupten. *Negative Capability* heißt der von ihm geprägte Begriff, der die Fähigkeit umschreibt, sich im Ungewissen bewegen zu können. Meine Mutter, selbst Dichterin, hat diese negative Fähigkeit in mir verankert, als ich noch ein Kind war. »Du musst dich selbst ausradieren«, sagte sie und meinte damit, ich müsse alles aufgeben, was ich zu wissen glaubte. Oder eben die Fragen leben, wie Rainer Maria Rilke es in seinen *Briefen an einen jungen Dichter* formulierte. Das, so bringt mir meine Mutter in Erinnerung, ist fürs Elternsein genauso wichtig wie beim Dichten: Wir müssen die Fragen leben, die unsere Kinder für uns aufwerfen.

Kurz nach seinem vierten Geburtstag lag mein Sohn wie ein massiges Neugeborenes schlafend in meinen Armen, während eine Ärztin mich eindringlich darauf hinwies, dass seine Allergien, zu denen mittlerweile auch einige Nahrungsmittelallergien gehörten, ein schweres gesundheitliches Risiko für ihn darstellen könnten. Diese Diagnose war zum Teil auch durch meine eigenen Beobachtungen zustande gekommen, aber ich zweifelte sowohl an mir als auch an der Ärztin, als ich auf meinen Sohn hinuntersah, der im Schlaf so vollkommen ungefährdet wirkte. Als die Ärztin aus dem Zimmer gegangen war, zeigte mir eine Sprechstundenhilfe, wie ich den EpiPen einzusetzen hatte, falls mein Sohn einmal lebensbedrohlich auf Nüsse reagieren sollte. »Ich weiß«, sagte sie, als sie so tat, als ob sie sich die Spritze in den Schenkel rammte, und daraufhin Tränen in meine Augen treten sah. »Ich hoffe, Sie müssen das nie tun.« Später las ich pflichtschuldig das ganze Infomaterial durch, das die Ärztin mir gegeben hatte, hing aber weiter dem geheimen Glauben an, dass nichts davon stimmte und dass Lebensmittel meinem Kind nichts anhaben konnten.

Auf der ellenlangen Liste, auf der stand, was zu vermeiden die Ärztin meinem Sohn empfahl, sprang mir vor allem ein Punkt sofort ins Auge: die Wintergrippeimpfung. Kinder mit Hühnerei-Allergie können auf den Impfstoff reagieren, weil er in Eiern gewonnen wird. Mein Sohn war zu diesem Zeitpunkt bereits gegen Grippe geimpft und hatte auch schon eine ganze Menge Eier gegessen. In der Möglichkeit, dass ausgerechnet eine Impfung für ihn eine besondere Gefahr darstellen sollte, erkannte ich eine gewisse Ironie. Der Logik einer griechischen Sage folgend fragte ich mich, ob vielleicht gerade mein Interesse an Immunität bei ihm die Störung des Immunsystems ausgelöst haben könnte. Vielleicht hatte ich ihm allzu fragile Flügel verpasst, so wie die des armen Ikarus.

Diese Angst formulierte ich gegenüber der Ärztin zwar nicht, aber ich fragte sie, was ich getan haben könnte, um die Allergien auszulösen. Ich hoffte, den Schaden noch abwenden oder zumindest eindämmen zu können. Der Gedanke, dass ich keinerlei Schuld an der Sache trug, kam mir zunächst gar nicht. Die Ärztin, selbst Mutter, nahm sich Zeit, um mir zu versichern, dass ich, obwohl die Entstehung von Allergien rätselhaft ist, höchstwahrscheinlich nichts hätte anders machen können. Ich selbst habe Allergien, mein Mann auch. Wenn man mir also für irgendwas die Schuld in die Schuhe schieben wollte, so meinte sie, dann dafür, dass ich just das Genmaterial in mir trage, das ich eben in mir trage. Diese Antwort stellte mich nicht zufrieden. Genauso unzufrieden war ich mit allem, was ich in der Folgezeit über Allergien erfuhr. Wir scheinen nur sehr wenig über Allergien zu wissen.

In einer Passage von Daniel Defoes fiktivem Bericht *Die Pest zu London* fragt sich der Erzähler, wie die Krankheit sich ihre Opfer sucht. Er glaubt nicht, dass sie wie ein »Schlag vom Himmel« passiere, was viele dachten, sondern meint, sie werde von einem Menschen zum anderen übertragen, »durch Ansteckung verbreitet (...), das heißt durch gewisse Dämpfe oder Dünste, welche die Ärzte Ausdünstungen nennen, durch den Atem oder durch den Schweiß oder durch den üblen Geruch der Wunden der kranken Personen oder auf irgendeinem anderen Wege, vielleicht sogar dem Zugriff der Ärzte selbst unzugänglich.« Und es sollte tatsächlich noch 150 Jahre dauern, bis die Ärzte wussten, dass Flöhe die Überträger der Pest sind.

Während die Pest weiter um sich greift, bekommt Defoes Erzähler eine Ahnung davon, dass Ansteckung am Werk sein muss. Auch die Keimtheorie, die er allerdings noch weit von sich weist, schwant ihm. Die Vorstellung von »Insekten und unsichtbarem Getier (...), die durch den Atem in den Körper gelangen oder sogar mit der Luft durch die Poren und dort höchst scharfe Gifte oder giftige Eier erzeugen und von sich geben«, erscheint ihm unwahrscheinlich. Genauso hat er gehört, wenn eine mit der Pest infizierte Person auf ein Stück Glas ausatmete, seien »mit Hilfe eines Mikroskops durch die Verdichtung des Atems Lebewesen von seltsamer, ungeheuerlicher und grässlicher Gestalt wie Drachen, Schlangen, Nattern und Teufel von entsetzlichem Aussehen wahrzunehmen (...). Aber«, so wendet er ein, »die Wahrheit dieser Ansicht bezweifle ich sehr.« Im Angesicht der Epidemie, unfähig, aus den eigenen Beobachtungen sinnvolle Schlüsse zu ziehen, bleibt dem Erzähler nichts weiter übrig, als sich mit unwahrscheinlichen Theorien und purer Spekulation herumzuschlagen. Fast dreihundert Jahre später kommt mir diese unauflösbare, missliche Lage auf gespenstische Weise bekannt vor.

Die Beulenpest gibt es immer noch, aber den Schwarzen Tod nicht mehr. Die heute weltweit die meisten Menschenleben fordernden Geißeln sind Herzerkrankungen, Schlaganfälle, Atemwegserkrankungen und Aids, wobei nur Letzteres unter dem Begriff »Seuche« firmiert. Nicht die Zahl ihrer Opfer macht eine Krankheit zur Seuche, stellt Susan Sontag fest. Um zur Seuche aufzusteigen, muss eine Krankheit ganz besonders gefürchtet werden. Ich habe schon das Auftreten einiger sehr stark mit medialer Aufmerksamkeit bedachter

Krankheiten miterlebt, aber weder von Ebola und SARS noch vom West-Nil-Virus und der Schweinegrippe habe ich mich wirklich bedroht gefühlt. Als mein Sohn noch ein Baby war, hatte ich Angst vor Autismus, der sich vor allem bei Jungs geradezu seuchenartig zu verbreiten schien. Und die Anfänge großer Angst empfand ich, als er eine Allergie nach der anderen entwickelte. Vielleicht ist das ausschlaggebende Kriterium, das eine Krankheit zu einer Seuche macht, die Nähe zum eigenen Leben.

»Kannst du dir vorstellen«, frage ich einen Freund, während ich *Die Pest zu London* lese, »wie es ist, wenn die Menschen um einen herum an einer Krankheit sterben, von der niemand weiß, was sie auslöst, wie sie übertragen wird oder wer sie als Nächstes kriegt?« Noch während ich frage, fällt mir ein, dass der Freund, mit dem ich zusammensitze, auf dem Höhepunkt der Aids-Epidemie in San Francisco lebte und fast alle seine Bekannten an einer Krankheit sterben sah, über die so gut wie nichts bekannt war. 1989, meint er dann auch, sei es in San Francisco gar nicht so anders gewesen als in London 1665.

Vielleicht, weil mich das Befremden über die Tatsache nicht loslässt, wie weit weg und gleichzeitig nah sich die Pest in London für mich heute anfühlt, stelle ich dieselbe Frage noch mal, und zwar meinem Vater. »Kannst du dir vorstellen, wie das war?« Aus seinem Schweigen schließe ich, dass er das kann. Mein Vater hat jeden Tag Kranke vor sich – vor seinen Augen entfaltet sich eine Pest ohne Ende. »Immerhin werden bei uns keine Leichen aus den Fenstern geworfen«, meine ich hoffnungsvoll. »Und Massengräber ausheben müssen wir auch nicht.«

»Schon«, entgegnet er, »aber wir sitzen trotzdem auf einer Bombe.« Er meint antibiotikaresistente Keime. Der übermäßige Einsatz von Antibiotika hat zu Bakterienstämmen geführt, die man kaum noch aus dem Körper kriegt. Einer davon, *C. difficile*, ist gleich ganz nach dieser neuen Schwierigkeit benannt worden. 90 Prozent aller Infektionen mit *C. difficile* treten als Folge einer Antibiotikagabe auf. Mein Vater erzählt mir, eine alarmierende Zahl der von ihm im Krankenhaus betreuten Patienten sei mit resistenten Keimen infiziert.

Das hartnäckige Auftreten antibiotikaresistenter Keime und die Entstehung neuartiger Krankheiten zählen im 21. Jahrhundert zu den massivsten Bedrohungen der öffentlichen Gesundheit. Die eine kommt von innen und ist das Resultat unserer modernen Praktiken. Die andere kommt von außen und kann medizinisch nicht vorausgesehen werden. Beide rühren an unsere tiefsten Ängste. Weil sie als Metaphern für fremde Andere und Zukunftsängste gleichermaßen stehen können, bekommen neu auftretende Krankheiten tendenziell mehr Medienaufmerksamkeit. Noch während ich an diesem Text hier schreibe, haben es zwei neuartige Krankheiten in die Schlagzeilen geschafft: eine in China aufgetretene Vogelgrippe und ein Coronavirus, das zuerst in Saudi-Arabien identifiziert wurde und das, als bedrohlichste neuartige Krankheit des Augenblicks, den unglücklichen Namen MERS (Middle East Respiratory Syndrome) verpasst bekommen hat.

Im vergangenen Jahrhundert hat es drei große Grippeepidemien gegeben, u. a. die Spanische Grippe von 1918, der mehr Menschen zum Opfer fielen als dem Ersten Weltkrieg. Besonders tödlich ging diese Pandemie für junge Erwachsene aus, deren eigentlich starkes Immunsystem eine viel zu heftige Immunantwort gab. 2004 verkündete der Generaldirektor der WHO, dass eine erneute Pandemie unausweichlich sei. »Die Frage ist nicht, ob, sondern wann«, meint eine befreundete Bioethikerin zu mir. Wegen dieser über uns schwebenden Wahrscheinlichkeit werden neue Grippeausbrüche medial oft mit großer Aufregung begleitet, die teilweise in Panikmache umschlägt. Aber auch wenn eine Grippe einen fremdländischen oder tierischen Stempel aufgedrückt bekommt und dann Chinesische Vogelgrippe oder Schweinegrippe heißt, sind wir nur bedingt daran interessiert, sie als Seuche zu sehen. Der Begriff »Grippe« ist einfach zu gängig, um in uns Ängste vor dem Unbekannten zu schüren. Eine Grippe ist nicht exotisch oder fernliegend genug, um unsere Angst vor Außerirdischen zu triggern. Niemand wird von einer Grippe so entstellt, dass unser Selbstbild ins Wanken gerät. Ihr Übertragungsweg löst keine moralische Entrüstung aus und schreit auch nicht nach Bestrafung. Anders gesagt: Grippe taugt einfach nicht als Metapher für andere Ängste – für das, was sie ist, ist sie beängstigend einfach gestrickt.

Der Kinderarzt Paul Offit erzählte mir in einem Interview, er habe gerade erst erlebt, dass zwei an Grippe erkrankte Kinder ins Krankenhaus mussten. Beide hatten quasi den gesamten Kinderimpfplan intus, außer eben der Grippeimpfung, und beide landeten an der Herz-Lungen-Maschine. Das eine Kind überlebte, das andere starb. »Und dann soll man am nächsten Tag in der Praxis die Entscheidung von Eltern respektieren, die sagen: Diese Impfung wollen wir nicht!?«, fragte Offit mich. »Man kann ja die Befürchtungen respektieren. Die Ängste vor Impfstoffen sind ja irgendwie verständlich. Aber eine solche Entscheidung, die nichts als ein unnötiges Risiko bedeutet, kann man einfach nicht respektieren.«

Seltsamerweise wird die Tatsache, dass die Schweinegrippe im Jahr 2009 nicht mehr Menschenleben gefordert hat, als Versagen der öffentlichen Gesundheitsversorgung dargestellt. Auch Dr. Bob schreibt: »Als alles gesagt und getan war, stellte sich heraus, dass die ganze Aufregung rund um H1N1 unberechtigt war.« Aber auch wenn die Epidemie nicht ganz so schlimm ausfiel, wie sie hätte ausfallen können: Folgenlos blieb sie nicht. Zwischen 150 000 und 575 000 Menschen starben an der Schweinegrippe, mehr als die Hälfte davon in Südostasien und Afrika, wo eine öffentliche Vorsorge kaum stattfand. Autopsien ergaben, dass viele der Opfer, vorher gesunden Menschen, eigentlich an ihrer Immunreaktion starben – sie ertranken an ihrer eigenen Lungenflüssigkeit.

Die Beschwerde, die Vorsorgemaßnahmen seien unverhältnismäßig gewesen, scheint mir auf unser militärisches Einschreiten im Irak besser zu passen als auf unsere Reaktion auf ein unberechenbares Virus. Schon im Vorfeld des Grippeausbruchs zu impfen war, laut manchem Kritiker, ein unkluger Präventivschlag. Auf dem Schlachtfeld haben solche Schläge andere Effekte als auf dem Feld der Gesundheit – anstatt, wie im Fall des Irak, einen lang anhaltenden Konflikt zu schüren, kann Gesundheitsvorsorge nämlich weitere medizinische Versorgung überflüssig machen. Allerdings ist Prävention nicht unsere größte Stärke, weder im Kriegs- noch im Krankheitsfalle. 1975 stand in der *Chicago Tribune*: »Die Idee der vorbeugenden Medizin ist latent unamerikanisch, denn zu ihr gehört die Erkenntnis, dass wir selbst unser größter Feind sind.«

Im Jahr 2011 ergaben Studien, dass ein ausschließlich in Europa eingesetzter H1N1-Impfstoff in Finnland und Schweden das gehäufte Auftreten der Schlafkrankheit verursacht hatte. Laut ersten Berichten hatte die Impfung in Finnland bei einem von 12 000 und in Schweden bei einem von 33 000 Jugendlichen Narkolepsie ausgelöst. Noch wird dieser unterstellte Zusammenhang erforscht, noch weiß man nicht besonders viel, vor allem nicht, was der Impfstoff in dieser spezifischen Alters- und Bevölkerungsgruppe hinsichtlich der Schlafkrankheit genau bewirkt haben soll, aber die Vorfälle gelten längst als Bestätigung tief sitzender Ängste vor dem Feind in uns selbst. Ein Impfstoff scheint uns nicht dann problematisch, wenn er die unumgänglichen Defizite der Medizin offen zutage treten lässt, sondern wenn er Beweis dafür ist, dass wir uns tatsächlich selbst zerstören.

»Die Apokalypse ist jetzt eine Serie mit zahlreichen Fortsetzungen: keine *Apocalypse Now*, sondern eine *Apocalypse From Now On*«, schreibt Susan Sontag. »Die Apokalypse ist zu einem Ereignis geworden, das eintritt und nicht eintritt.« In dieser Ära der ungewissen Apokalypse hat sich mein Vater darauf verlegt, die Stoiker zu lesen – für einen Onkologen vielleicht keine ganz überraschende Präferenz. Was ihn an dieser philosophischen Schule anziehe, sagt er, sei die Vorstellung, dass man zwar nicht kontrollieren kann, was einem zustößt, aber wie es einem damit geht. Oder wie Jean-Paul Sartre es formulierte: »Freiheit ist, was du mit dem tust, was dir angetan wird.«

Uns ist – unter anderem – angetan worden, dass man uns ängstlich gemacht hat. Was sollen wir tun mit dieser Angst? Eine Frage, die mir wesentlich zu sein scheint, und zwar gleichermaßen in Bezug aufs Bürger- wie aufs Elternsein. Als Eltern müssen wir unsere Macht irgendwie mit unserer Machtlosigkeit in Einklang bringen. Bis zu einem gewissen Grad können wir unsere Kinder beschützen. Aber unverwundbar machen können wir sie genauso wenig wie uns selbst. Das »Leben«, so formuliert es Donna Haraway, »ist ein Fenster der Verwundbarkeit.«

Als Dracula in England eintrifft, wird eine schöne junge Frau zu seinem ersten Opfer. Allmorgendlich wird sie schwach und blass aufgefunden, aber durch eine ganze Reihe von Bluttransfusionen am Leben erhalten. Glücklicherweise sind gleich drei Männer in sie verliebt und sämtlich bereit, für sie Blut zu spenden. Einer davon schreibt in sein Tagebuch: »Kein Mann kann nachfühlen, solange er es nicht am eigenen Leib erfahren hat, was es bedeutet, wenn das eigene Blut in die Venen der geliebten Frau strömt.« Dracula selbst findet zwar durchaus Gefallen an gutaussehenden Frauen, kann aber, soviel wir wissen, keine Liebe empfinden. Bram Stokers Dracula ist nicht Vampir geworden, um die Unsterblichkeit mit der Suche nach der großen Liebe zuzubringen, wie es Francis Ford Coppolas Adaption nahelegt. Dracula war schon immer herzlos, auch in seiner sterblichen Inkarnation als Vlad der Pfähler. Schließlich ist Dracula nicht so sehr Individuum als vielmehr Verkörperung von Krankheit. Und die Vampirjäger auf seinen Fersen sind ebenfalls weniger Individuen als vielmehr Metaphern für die vielversprechendsten Vorstöße der Medizin. Vampire trinken Blut, Vampirjäger spenden Blut.

Über diesen Unterschied denke ich nach, als ich mit ausgestrecktem Arm darauf warte, Blut zu spenden. Mein Sohn, der sich darauf verlegt hat, einen Umhang zu tragen, redet gern von den Guten und den Bösen, und das, obwohl ich beharrlich darauf hinweise, dass die meisten Menschen beides sind. Wir sind beides, Vampire und Vampirjäger, Umhangträger und Umhanglose. Ich muss an Stephen Kings Tochter Naomi denken, die mal zu Protokoll gab, sich für Horror als Genre nicht zu interessieren, für die theologische Frage, wie man Freundschaft schließen könne mit seinen Monstern, aber schon: »Wenn wir andere Menschen dämonisieren und sie damit zu Monstern machen – wozu jeder von uns in der Lage ist –, wie sollen wir es dann schaffen, nicht selbst zu Monstern zu werden?«

»Willst du Blut?«, fragte mich mein Sohn letzthin, drückte die Batterieklemmen eines kaputten Rauchmelders gegen meinen Arm und spielte, mir eine Transfusion zu geben. Nach geglückter Operation sagte er stolz: »Jetzt musst du nichts mehr essen.« Er hält mich für einen Vampir. Was ich in gewisser Hinsicht ja auch bin. Hier sitze ich und spende Blut als Gegengift zu meinem eigenen Vampirismus. Außerdem spende ich, um irgendwie das Darlehen zurückzuzahlen, das ich von einem anonymen Spender bekommen habe. Ich versuche, mir diesen Spender vorzustellen, während ich die Leute auf den Stühlen mir gegenüber betrachte – einen muskulösen Mann, der in seine Moderationskarten vertieft ist, eine Frau mittleren Alters, die in einem Roman liest, und ein Mann im Business-Anzug, der auf sein Telefon starrt. Diese Leute könnten auch schlicht mit mir auf den Zug warten, aber hier sind sie in eine altruistische Aura getaucht.

Wir wissen, dass Menschen nicht aus Gründen der persönlichen Bereicherung Blut spenden. Was nicht heißt, dass Blut zu spenden nicht auch lukrativ sein kann. In einigen Ländern, darunter auch die Vereinigten Staaten, ist es durchaus üblich, »Anreize« zu schaffen für eine Blutspende. Im Jahr 2008 hat das Rote Kreuz eine Aktion unter dem Motto »Spende wenig, kaufe viel!« gestartet, bei der Blutspender einen Geschenkgutschein im Wert von 1000 Dollar gewinnen konnten. *Spende wenig, kaufe viel!* würde auch als Motto des heutigen Lebens in den USA durchgehen, und genauso ließe sich auch der Geist umschreiben, der unsere höchsten Feiertage durchweht. Aber Wirtschaftswissenschaftler sind zu dem Ergebnis gekommen, dass ein finanzieller Anreiz die Motivation zum Blutspenden sogar hemmen kann. Denn Menschen, die nur des Spendens wegen spenden wollen, fühlen sich durch eine Entlohnung richtiggehend gekränkt, so das Ergebnis einer Studie.

Als in die Menschen mir gegenüber Nadeln gesteckt werden, kann ich sehen, wie sich jedes Gesicht für einen kurzen Moment zu einer Grimasse verzerrt. Ich selbst habe große Angst vorm Blutspenden, habe aber hier gesessen und mir eingebildet, alle anderen spendeten bereitwilliger als ich. Jetzt überrascht mich dieser über ihre Gesichter zuckende Ausdruck. Als die Schwester mir die Nadel in den Arm schiebt, merke ich, wie mein Gesicht dasselbe macht. *Ich mag sie auch nicht*, denke ich. Ich muss an einen der Erzähler aus *Dracula* denken, der, obwohl er so etwas wie sexuelle Ekstase beim Blutspenden für die geliebte Frau empfindet, in sein Tagebuch schreibt: »Dieses Abziehen von Blut ist ein schreckliches Gefühl, so gerne es auch gegeben werden mag.«

Eine Schwester hat den Stuhl des muskulösen Mannes mir gegenüber nach hinten gekippt, weil dem Mann schwindelig ist. Als meine Spende abgeschlossen und auch mir leicht schwindelig ist, setze ich mich an den mit Keksen beladenen Tisch und schließe kurz die Augen. Zwei junge Männer, kaum alt genug für die beim Blutspenden erforderlichen 18 Jahre, setzen sich neben mich. Der eine fragt den anderen, warum er denn spende. »Die rufen mich immer wieder an«, antwortet dieser, »und erzählen, ich hätte so eine ganz spezielle Blutgruppe, die von allen gebraucht wird.« Was für eine Blutgruppe das denn sei, fragt der Erste. »0 negativ.«

Ich öffne die Augen und stelle fest, dass der junge Mann, der dieselbe Blutgruppe hat wie ich, dunkelhäutig ist. Blutgruppen folgen vielleicht den Mustern uralter Abstammungslinien, aber sie hören natürlich nicht auf die Unterschiede, die wir in ethnischer Hinsicht machen. Am häufigsten trifft man die Blutgruppe 0 negativ in der indigenen Bevölkerung Zentral- und Südamerikas sowie bei den australischen Aborigines an, aber auch bei den Menschen Westeuropas und in Teilen Afrikas kommt sie einigermaßen regelmäßig vor. Wir alle sind eine weitverzweigte Familie.

»Die Leute konservieren ihr eigenes Blut, für künftige Fälle«, beklagte Susan Sontag 1989. »Der Inbegriff altruistischen Verhaltens in unserer Gesellschaft, das anonyme Spenden von Blut, ist kompromittiert, da niemand sich über das erhaltene anonyme Blut sicher sein kann. Aids hat nicht nur den unseligen Effekt, das amerikanische Moralisieren über Sexualität zu verstärken; es stärkt auch jener Kultur des Eigennutzes den Rücken, die im Allgemeinen als ›Individualismus‹ gepriesen wird. Der Eigennutz bekommt zusätzlichen Aufwind als simple medizinische Vorsicht.«

Simple medizinische Vorsicht ist historisch immer mal wieder Verbindungen eingegangen mit unschönen Weltanschauungen. Während der Schwarze Tod wütete und im Europa des 14. Jahrhunderts mehr als die Hälfte der Bevölkerung hinwegraffte, kam es zu Krawallen, bei denen Juden unter dem Deckmantel der öffentlichen Gesundheit bei lebendigem Leib verbrannt wurden. Als Antwort auf Berichte über eine fantastische Verschwörung gegen Christen wurden Hunderte jüdischer Gemeinden ausgelöscht. Diese Berichte stammten meist von Juden, die unter der Folter gestanden hatten, durch Vergiftung von Brunnen die Pest zu verbreiten. Dadurch, dass Bram Stoker seinen Grafen Dracula mit prominenter Nase, Bergen von Gold und vage osteuropäischer

Herkunft zeichnet, wurde er manchmal als Jude gelesen. Manche interpretieren den Stern, den Bela Lugosi trug, als er Dracula spielte, sogar als Davidstern, dies ist jedoch eine Hypothese, die sehr umstritten ist.

In den ersten Kapiteln von Stokers *Dracula* hat der Graf gerade Eigentum in London erworben. Der junge Rechtsanwalt, der nach Transsylvanien reist, um den Immobilienkauf perfekt zu machen, stellt fest, dass Dracula großes Interesse daran hat, sein Englisch zu verbessern. Die Bibliothek seines Schlosses ist voll von Büchern zur britischen Geschichte und Geografie, Dracula studiert sogar die Fahrpläne der englischen Einsenbahn. Er scheint einen dauerhaften Wohnsitzwechsel zu planen. Und so adressiert der Roman in seinem weiteren Verlauf gleichermaßen Ängste vor Einwanderung wie vor Ansteckung.

Einen großen Bogen zu machen um Auswärtige und Einwanderer, um Menschen mit fehlenden Gliedmaßen und Menschen mit Narben im Gesicht ist eine uralte Taktik der Krankheitsvermeidung. Was zweifelsohne den schon seit langer Zeit bestehenden Glauben genährt hat, Krankheit komme immer von denjenigen, die wir als *Andere* definieren. Susan Sontag schreibt: »Für die Engländer waren es [die Syphilis; Anm. d. Übers.] *French Pox*, für die Pariser der *morbus Germanicus*, für die Florentiner das Neapolitanische Leiden, für die Japaner die Chinesische Krankheit.« Diese Verquickung des Andersartigen mit dem Kranken scheint in unsere Gehirnwindungen gebrannt. Evolutionspsychologen sprechen von einem »verhaltensbezogenen Immunsystem«, das uns auf körperliche Abweichungen oder ungewöhnliches Verhalten hochsensibel reagieren lässt.

Unser verhaltensbezogenes Immunsystem springt auch schnell bei Menschen an, die kein Risiko für uns darstellen. Es kann also passieren, dass wir in Gegenwart von Menschen mit körperlichen Andersartigkeiten wie Fettleibigkeit oder

Behinderung Krankheitsvermeidung betreiben – genau wie bei Menschen mit anderen kulturellen Praktiken, z. B. bei Einwanderern oder schwulen Männern. Die American Medical Association hat kürzlich festgestellt, dass das 1983 eingeführte und bis heute gültige Verbot der Blutspende für schwule Männer schon lange keine belastbaren medizinischen Gründe mehr hat und zur reinen Diskriminierung geworden ist. Unser Hang zu Vorurteilen wird immer dann größer, wenn wir uns in Hinsicht auf Erkrankung besonders verletzlich oder bedroht fühlen. Mit einer Studie wurde beispielsweise belegt, dass Frauen in der Frühphase einer Schwangerschaft ausländerfeindlicher werden. Die traurige Wahrheit ist: Je angreifbarer wir uns fühlen, desto kleingeistiger werden wir.

Im Herbst 2009, auf dem Höhepunkt der Schweinegrippe-Pandemie, begann eine Forschungsgruppe mit der Untersuchung einer von ihr aufgestellten Hypothese: Menschen, die sich sicher fühlen vor Krankheit, seien vorurteilsfreier. Die Studie nahm zwei Gruppen unter die Lupe. Die eine war gegen die Grippe geimpft, die andere nicht. Nachdem man beide Gruppen gebeten hatte, einen die Grippegefahr deutlich überzeichnenden Artikel zu lesen, zeigten sich die Geimpften Einwanderern gegenüber weniger vorurteilsbehaftet als die Nichtgeimpften.

In einem zweiten Schritt untersuchten die Wissenschaftler, wie die Manipulation der Haltung gegenüber dem Thema »Impfen« bei geimpften Menschen die Tendenz zur Vorurteilsbildung beeinflusst. Sie fanden heraus, dass in Sachen Gesundheit besorgte Menschen stärker zur Vorurteilsbildung neigen, wenn man sie beim Thema Impfen mit Begriffen der Ansteckung konfrontiert – Beispiel: »Bei der Wintergrippeimpfung wird das Grippevirus injiziert.« Wenn man das Thema ihnen gegenüber allerdings eher in Begriffe des Schutzes fasst – Beispiel: »Die Wintergrippeimpfung schützt

Menschen vor dem Wintergrippevirus.« –, passiert das so nicht. Beide Aussagen entsprechen im Übrigen der Wahrheit, rufen aber unterschiedliche Assoziationen auf. Nach Durchführung einer weiteren Studie, bei der es ums Händewaschen ging, berichtete die Forschungsgruppe von einem Muster, das sich durch die Ergebnisse aller drei Studien zog: »Die Behandlung einer körperlichen Erkrankung wie der Grippe dient gleichermaßen der Behandlung gesellschaftlicher Missstände, wie z. B. Vorurteilen.«

Ich bezweifle, dass sich unsere Vorurteile wegimpfen oder -waschen lassen. Genauso wird es auch immer Krankheiten geben, gegen die wir uns nicht schützen können, und diese Krankheiten werden uns stets dazu verleiten, unsere Ängste auf andere Menschen zu projizieren. Ich glaube aber trotzdem, dass es Gründe für das Impfen gibt, die den rein medizinischen Nutzen überschreiten.

Der Narziss aus der griechischen Sagenwelt war ein gutaussehender Jäger, unempfänglich für die Liebe anderer. Nach ihm rufend, folgte ihm die Nymphe Echo durch die Wälder, er aber wies ihre Avancen zurück, und sie irrte so lange allein umher, bis sie nur noch eine schwache Stimme war, die andere Stimmen anrief. Für seine Grausamkeit wurde Narziss bestraft: Der Rachegott zerrte ihn zu einem Tümpel, wo er sich in sein eigenes Spiegelbild verliebte. Aus unglücklicher Liebe zu sich selbst starb Narziss schließlich, während er ins Wasser starrte.

Ein Gemälde von Narziss am Tümpel war auch das Titelbild der Zeitschrift *Science*, als sie 2002 eine ihrer Ausgaben dem Thema »Reflexionen über das Selbst: Immunität und ihre Grenzen« widmete. Der Begriff des Selbst ist in der Immunologie zentral, fast der gesamte Wissenschaftszweig vertritt die Ansicht, dass das Immunsystem unterscheiden muss zwischen Selbst und Nicht-Selbst, um dann alles, was Nicht-Selbst ist, entweder auszumerzen oder mit Barrieren abzuschirmen. Der einführende Text in *Science* beginnt mit dem Mythos von Narziss als Metapher für die zentrale Fähigkeit, sein Selbst überhaupt erkennen zu können. Es ist allerdings naheliegender, diese Sage als ein warnendes Beispiel dafür zu lesen, was demjenigen passiert, der allzu sehr von sich eingenommen ist und die Schönheit anderer nicht wahrnehmen kann.

Den Begriff des *Nicht-Selbst* finde ich zugleich schräg und auf amüsante Art schwammig. Wenn *untot* etwas zwischen lebendig und tot bezeichnet, scheint *Nicht-Selbst* etwas zwischen Selbst und Fremd zu meinen. Vermutlich ist *Nicht-Selbst* eine überaus zutreffende Beschreibung alles Menschlichen. Allein, was die Zellen in unserem Körper anbelangt, gibt es mehr fremde als eigene. Ein Immunologe sagte schmunzelnd zu mir: Ein aus dem Weltraum herunterschauendes Alien könne uns mit gutem Grund für den öffentlichen Nahverkehr von Mikroben halten. Aber diese Mikroben sind für uns genauso nützlich wie wir für sie. Sie helfen uns bei der Verdauung und beim Aufbau von Vitaminen und verhindern das Wachstum schädlicher Bakterien. Wenn man bedenkt, wie abhängig wir von ihnen sind, ist es nicht besonders angebracht, sie als »fremd« zu betrachten.

Auch das Schwanger-Sein – das bei mir das Verständnis des Unterschieds zwischen Selbst und Nicht-Selbst gehörig durcheinanderbrachte – bereitete Immunologen eine ganze Zeit lang Kopfzerbrechen. Warum der Körper einer Frau das Nicht-Selbst in seinem Inneren »tolerierte«, war über weite Strecken des 20. Jahrhunderts ein ungelöstes Rätsel. In den 1980er Jahren entstand die skurrile Theorie, dass Geschlechtsverkehr als eine Art Impfung funktionierte: Die in die Gebärmutter injizierten Spermien sollten die Frau gegen die Bedrohung durch den Fötus impfen. Diese Theorie wurde aber zugunsten der Vorstellung verworfen, der Fötus teile den mütterlichen Körper gar nicht richtig, sondern werde dort lediglich innerhalb schützender Barrieren »beherbergt« – so wie Mikroben in Darm und Lunge. Dieser Gedanke wurde weiterentwickelt mit der These, dass Mikroben wie Föten einfach deshalb sicherer Unterschlupf gewährt wird, weil der Körper sie nicht als gefährlich wertet.

Dass es mit Gefahr assoziierte Muster oder Signale sein könnten, die eine Immunabwehr auslösen, wurde als Möglichkeit erstmals 1994 von der Immunologin Polly Matzinger formuliert. Ihr »Gefahren-Modell«, schreibt Matzinger, fuße »auf der Annahme, dass sich das Immunsystem um Eindringlinge kümmert, die Schaden anrichten – und nicht um Eindringlinge, die lediglich fremd sind.« Folgt man dieser Annahme, ist es die Aufgabe des Immunsystems, Gefährliches zu erkennen – und nicht Fremdes. Schließlich, und das haben auch Immunologen schon festgestellt, kann das Selbst sogar gefährlich werden, während das Nicht-Selbst harmlos bleibt.

»Meine Theorie ist wirklich nicht revolutionär – sie betrachtet die Dinge nur von einer anderen Seite«, sagte Matzinger gegenüber der *New York Times*. »Stellen Sie sich einen Ort vor, in dem die Polizisten alle Menschen, die sie seit ihrer Grundschulzeit kennen, ohne Wenn und Aber akzeptieren, jeden Neueinwanderer aber sofort töten. So sieht das Selbst-vs.-Nicht-Selbst-Modell aus. Im Gefahrenmodell werden Touristen und Migranten akzeptiert, solange sie keine Fenster einwerfen. Nur dann kommt die Polizei, um sie festzusetzen. Fenster einzuwerfen wird als untragbares Verhalten gewertet, und die Störenfriede – egal ob Ausländer oder langjährige Gemeindemitglieder – werden entfernt.« Matzinger geht davon aus, dass das Immunsystem in seinem Bestreben, Gefahren zu identifizieren, nicht auf sich allein gestellt arbeitet, sondern ständig mit Gewebe kommuniziert, von ihr als »erweiterter Familienkreis« bezeichnet. Wenn wir erst die Beziehungen innerhalb dieser Familie besser verstehen, die Art, wie der Körper mit seinem multiplen Selbst spricht, könnten wir, so Matzinger, »ein Gefühl für jenes Selbst wiederbekommen, das wir verloren haben«.

Da der Uterus steril ist, ist die Geburt die allererste Impfung. Auf dem Weg durch den Geburtskanal kommt das Kind in Kontakt mit den Mikroben, die in den folgenden Jahren auf seiner Haut, in seinem Mund, in seiner Lunge und seinem

Darm leben werden. Ab dem Zeitpunkt der Geburt ist unser Körper ein gemeinschaftlich geteilter Raum. Und wenn ein Kind es nicht schon früh in seinem Leben schafft, alle notwendigen Mikroben in sich aufzunehmen, kann das nachhaltige Konsequenzen für seine Gesundheit haben. Es ist nicht so, dass wir das Nicht-Selbst in uns nur »tolerieren«: Wir brauchen es unabdingbar und werden von ihm geschützt. Was auch für alle anderen Fremden zutreffen könnte, mit denen wir zusammenleben.

Diversität ist ausschlaggebend für die Gesundheit jedes Ökosystems. Aber die Sprache, die wir benutzen, wenn es um herkunftstechnische und ethnische Diversität geht – allen voran dieses unselige Wort *Toleranz* –, impliziert tendenziell, dass andere Menschen primär ein Ärgernis sind, eine Last, und verschleiert die Tatsache, dass wir uns gegenseitig brauchen und voneinander abhängig sind. »Die sind nicht blind«, sagt mein Sohn über Maulwürfe, »die können nur nichts sehen.« Was man auch über uns Menschen sagen könnte. Wie oft scheitern wir daran zu erkennen, woran uns Martin Luther King gemahnte: dass wir »in einem Netz wechselseitiger Beziehungen gefangen [sind], aus dem wir nicht mehr entrinnen können«.

Sogar mit dem Gefahrenmodell, das ja eigentlich nicht Diskriminierung zur zentralen Funktion unseres Immunsystems erklärt, lässt sich noch ein mordlustiger Polizeiapparat in unserem Körper imaginieren. Aber die Wissenschaft denkt schon in eine andere Richtung und schlägt vor, auf eine Infektion in Zukunft nicht mehr mit dem Abtöten unerwünschter Bakterien zu reagieren, sondern mit der Pflege erwünschter. Und so Krankheiten eventuell kampflos zu bekämpfen. Der Artikel, in dem ich darüber gelesen habe, trug den Titel »Tending the Body's Microbial Garden« (in etwa: »Wie man den körpereigenen Mikrobengarten pflegt«; Anm. d. Übers.). Die Metapher des Gartens entwirft unseren Körper nicht länger als Kriegsmaschine, die alles Fremde und Unbekannte wahllos attackiert, sondern als einen Ort, an dem wir unter stimmigen Bedingungen mit vielen anderen Organismen im Gleichgewicht leben. Im Garten des Körpers blicken wir nach innen und sehen nicht das Selbst, sondern das Andere.

»Wir müssen unseren Garten bestellen«, sagt Candide im letzten Satz eines Buches, dem Voltaire den Untertitel »oder Der Optimismus« gegeben hat. Das Wort *Optimismus* war 1759 noch neu und bezog sich auf die philosophische Annahme, diese von Gott so geschaffene Welt sei die beste aller möglichen Welten. Im *Candide* zieht Voltaire über diese Spielart des Optimismus her – und über alles andere auch. Noch nicht mal Vernunft und Rationalismus, diese Pfeiler des aufklärerischen Denkens, für das Voltaire wie kein Zweiter steht, bleiben verschont. Der *Candide* behauptet, dass Rationalismus auch mal irrational ausfallen kann. Und dass man vernünftig handeln kann, obwohl man entschieden unaufgeklärt bleibt.

Als der junge Candide seine Reise rund um die Welt antritt, fällt es ihm noch leicht, optimistisch zu sein, hat er doch bislang ein angenehmes Leben geführt. Auf seinem Weg wird er Augenzeuge von Kriegen, Naturkatastrophen, Vergewaltigungen und Hinrichtungen. Er lernt einen Sklaven kennen, dem eine Hand und ein Bein abgehackt worden sind und der ihm erklärt: »Um diesen Preis also esst Ihr Zucker in Europa.« Bald wundert Candide sich mit Erschrecken: »Wenn dies die beste aller möglichen Welten ist, wie müssen erst die anderen sein!« Und trotzdem hat das Buch ein gutes Ende. Nachdem sie als Stricher arbeiten mussten, ins Gefängnis geworfen wurden und an Syphilis und Pest erkrankt waren, bearbeiten Candide und seine Freunde gemeinsam ein kleines Stück Land und erfreuen sich an den Früchten ihres Gartens.

Laut Flaubert ist der Schluss des *Candide* meisterlich, weil er »so dumm ist wie das Leben selbst«. Meine Schwester und ich erinnern uns beide daran, wo wir waren, als wir den *Candide* zum ersten Mal lasen, aber bis heute wissen wir nicht, was wir von dem Ende halten sollen. Zumindest ist meine Schwester nicht so ganz sicher, als ich sie um Mitternacht bitte, den *Candide* zu interpretieren. »Du solltest einfach schreiben, dass du keine Ahnung hast, was es bedeutet«, rät sie mir schläfrig. Also: Ich habe keine Ahnung, was das Ende bedeutet. Ich will aber, dass es folgende Bedeutung hat: dass der Garten, in dem wir arbeiten, wenn wir keine Optimisten mehr sind, kein Rückzugsort ist von der Welt, sondern ein Ort, an dem wir die Welt urbar machen, an dem wir sie fortentwickeln und ziviler machen.

Wenn wir die Metapher vom Garten auch auf die Gesellschaft übertragen, könnten wir uns als Garten im Garten sehen. Der äußere Garten ist weder ein Garten Eden noch ein Rosengarten. Er ist so seltsam und artenreich wie der innere Garten unseres Körpers, in dem wir Gastgeber sind für Pilze, Viren und Bakterien mit »guter« und »schlechter« Disposition. Es ist ein unkontrolliert wachsender Garten, er ist verwahrlost und trägt gleichermaßen Früchte wie Dornen. Vielleicht sollten wir ihn als Wildnis bezeichnen. Vielleicht reicht aber auch der Begriff *Lebensgemeinschaft*. Wie auch immer wir uns entscheiden, in welchen Bildern auch immer wir über das Gesamtgesellschaftliche denken: Wir alle sind Umwelt füreinander. Immunität ist ein gemeinschaftlich geteilter Raum – ein Garten, den wir gemeinsam hegen und pflegen.

Danksagung

Rachel Webster hat viele Abende an ihrem Küchentisch mit mir verbracht. Während die Kinder schliefen, brüteten wir über ersten Entwürfen für das, was dieses Buch hier werden sollte. Mein Schreiben speiste sich aus den Gesprächen mit ihr und anderen guten Freundinnen und Freunden, allen voran Suzanne Buffam, Bill Girard, Kristen Harris, Jen Jaume, Amy Leach, Shauna Seliy, Molly Tambor, David Trinidad und Connie Voisine. Robyn Schiff hat mich in allen Grusel-Angelegenheiten beraten, mit mir nachgedacht und Dinge formuliert, von denen ich noch gar nicht wusste, dass ich sie wusste. Der Dichtergemeinde – auch hier gibt es Mütter – bin ich dankbar dafür, dass sie meine Gedanken verkompliziert, großherzig mit mir gestritten und mich in neue Richtungen gewiesen hat. Besonders tief in der Schuld stehe ich u.a. bei Brandel France de Bravo, Arielle Greenberg, Joy Katz, Jennifer Kronovet, Cate Marvin, Erika Meitner, Hoa Nguyen, Lisa Olstein, Danielle Pafunda, Martha Silano, Carmen Giménez Smith, Laurel Snyder, Marcela Sulak und Rachel Zucker.

In der Anfangsphase dieses Projekts haben mir der Schriftsteller David Shields und die Schriftstellerin Rebecca Solnit wertvollen Beistand geleistet. John Keene hat mich auf grundlegende Literatur zum Thema »Metaphorik« hingewiesen, und Yiyun Li hat mir dabei geholfen, einen Immunologen mit einer Vorliebe für Literatur ausfindig zu machen. Mein Agent Matt McGowan hat frühe Entwürfe dieses Textes gelesen und mich ermuntert, das Buch groß zu denken, obwohl es noch schmal war. Mein Verleger Jeff Shotts hat jedes Detail mit mir besprochen und auf seine brillante Art vielerlei Möglichkeiten entdeckt, dieses Buch besser zu machen. Ihm und allen bei Graywolf bin ich dankbar.

Stipendien der Guggenheim Foundation, der Howard Foundation und des National Endowment for the Arts haben es mir ermöglicht, meine Lehrtätigkeit ruhen zu lassen und mir Zeit zum Recherchieren und Schreiben zu nehmen. Das Christine Center schenkte mir eine Zeit in Klausur. Juthamas Latourte, Aimee Patke Kubes und unsere lieben Freundinnen und Freunde an der Total Child Preschool haben die Welt meines Sohnes größer gemacht, während ich schrieb.

Charlotte Cubbage von der Northwestern University Library hat mich während meiner ersten Rechercheversuche beraten, und Maria Hlohowskyj bewährte sich als meine erste Rechercheassistentin. Später hat sich auch meine frühere Studentin Yliana Gonzalez eine Auszeit von ihrem eigenen Schreibprojekt genommen, um mir zu helfen – sie hat dieses Buch hier klüger gemacht.

Zu den Wissenschaftlern und Ärzten, die geduldig meine vielen Fragen beantwortet haben, gehören Scott Masten, Ellen Wright Clayton, Patricia Winokur, Charles Grose und Paul Offit. Leonard Green hat liebenswürdigerweise das gesamte Buch in einer vorläufigen Fassung einmal durchgesehen. Tom Waldshmidt hat mir viele komplizierte Sachverhalte erklärt, mehrere Entwürfe gelesen und war insgesamt ein nicht wegzudenkender Ratgeber.

Für ihre Ideen und ihre Unterstützung bin ich meinen Kolleginnen und Kollegen an der Universität dankbar, allen voran Brian Bouldrey, Katy Breen, Averill Curdy, Nick Davis, Harris Feinsod, Reg Gibbons, Mary Kinzie, Susan Manning, Susie Phillips und Carl Smith. Ein Dankeschön geht an Jane Smith, die das Problem von Macht und Machtlosigkeit angesprochen hat. Ich danke auch Laurie Zoloth, die mir die Bioethik nahegebracht hat und mit mir auf überaus spannende Weise zum Thema »Ansteckung und die Grenze des Ironischen« diskutiert hat.

Maggie Nelson hat den ersten Gesamtentwurf dieses Buches so gut und kritisch gelesen, wie es nötig war. Nick Davis ließ seine Brillanz in Randbemerkungen einfließen und motivierte mich ein ums andere Mal. Teile dieses Buchs wurden schon in Harper's veröffentlicht, wo Genevieve Smith redaktionelle Änderungen vorgenommen hat, die immer noch im Text sind. Suzanne Buffam, John Bresland, Sarah Manguso, Mara Naselli und Robyn Schiff haben noch unfertige Passagen gelesen und wertvolle Anmerkungen gemacht, die dazu geführt haben, dass dieses Buch überhaupt fertig wurde.

Meiner Mutter Ellen Graf bin ich – wie für vieles andere auch – dankbar, dass sie mir etwas über Mythen und Metaphern beigebracht hat. Meinem Vater Roger Biss danke ich, dass er mein Interesse für Fragen der Immunologie genährt, mir Artikel geschickt und diesem Buch seine Stimme geliehen hat. Meine Schwester Mavis Biss war – wie immer – meine wichtigste Mitdenkerin, die ihre rigorose Art, Dinge zu durchdringen, auch auf meine Fragestellungen angewendet hat. Viel Liebenswürdigkeit ist mir zuteilgeworden durch Cathy Biss, Fred Graf, Athan Biss, Genevieve Biss, Paroda Decavallas, Liz Graf-Brennen und Louise Langsner – ihnen bin ich sehr dankbar.

Dank gebührt auch meinem Ehemann John Bresland, der im Leben und in der Kunst mit mir zusammenarbeitet und dabei ein Vorbild ist in Sachen Skeptizismus und Vertrauen. Und ein großes Dankeschön an meinen Sohn Juneau, der mir so viel Stoff zum Nachdenken gegeben hat.

Anmerkungen

Seite 13 In einer seiner weiter gefassten Wortbedeutungen steht *to inoculate* (*inokulieren* im Deutschen: animpfen, einimpfen, schutzimpfen, eine mikrobiologische Zellkultur auf einem Nährboden anlegen; Anm. d. Übers.) im Englischen für *sich zusammentun* bzw. *sich vereinigen*. Im engeren Sinn bedeutet es, einen Keim in einen menschlichen Körper einzubringen. Unter den Oberbegriff *Inokulation* fallen sowohl *Impfung* als auch *Variolation*, also die vorsätzliche Pockeninfektion zum Zweck der Immunisierung. Außerdem habe ich das Wort *inoculation* in einer medizinischen Fachzeitschrift gelesen, wo es für die gängige Praxis stand, sich einen heruntergefallenen Schnuller erst selbst in den Mund zu stecken, bevor er an das Baby zurückgeht – und so die eigenen Keime an das Kind weiterzugeben.

Seite 16/17 *an anderer Stelle sei massiv angezweifelt worden, dass im US-Impfstoff kein Squalen sei*: Eine ganze Serie von Beiträgen verhandelte 1997 im Magazin *Insight on the News* die These, es könne einen Zusammenhang geben zwischen Golfkriegssyndrom und dem Squalen im Anthrax-Impfstoff. Laut FDA (*Food and Drug Administration*; US-Behörde für Lebensmittelsicherheit und Arzneimittelzulassung; Anm. d. Übers.) und Verteidigungsministerium enthielt der Anthrax-Impfstoff kein Squalen, in Laboruntersuchungen wurden allerdings Spurenelemente der Substanz festgestellt. In einem ebenfalls von der FDA durchgeführten Folgetest kamen Wissenschaftler zu der Vermutung, dass die Ursache dieser Wirkstoffspuren derartige Tests durchführende Personen sein könnten, und erklärten: »Squalen enthaltende Fette in Fingerabdrücken bekommt man kaum von Laborgläsern ab, weswegen sich nur schwer feststellen lässt, ob Squalen tatsächlich in manchen Impfstoffchargen enthalten ist oder erst in der Testdurchführung eingebracht wird.«

Seite 18/19 Die Metaphern, die mir rund ums Thema Impfen zu Ohren kamen, als mein Sohn ein Baby war, brachten mich dazu, Susan Sontags Essay *Krankheit als Metapher* erneut zu lesen. Im Anschluss las ich dann gleich noch *Aids und seine Metaphern*, den zehn Jahre später von Sontag verfassten Essay, in dem sie uns daran erinnert, dass man »natürlich (...) nicht ohne Metaphern denken [kann]«. Sie stellt darin auch klar, dass sie mit *Krankheit als Metapher* nicht gegen das Metaphorische an sich vorgehen, sondern vielmehr die Krankheit Krebs von solchen Metaphern befreien wollte, die die Wahrheit über sie eher verschleierten als ans Licht brächten. In dem Buch *Leben in Metaphern. Konstruktion und Gebrauch von Sprachbildern* schreiben George Lakoff und Mark Johnson: »In einer Kultur, in der der Mythos Objektivität außerordentlich lebendig ist und Wahrheit immer als absolute Wahrheit verstanden wird, haben die Personen, die aufgrund ihrer Machtposition ihre Metaphern dieser Kultur überstülpen können, die Definitionsgewalt darüber, was wir letztlich als wahr – als absolut und objektiv wahr – zu betrachten haben.« Viele Impulse für meine Überlegungen zum Metaphorischen kommen aus Lakoffs und Johnsons Buch, genauso wie aus *I Is an Other: The Secret Life of Metaphor and How It Shapes the Way We See the World* von James Geary. Während der Jahre, die ich an diesem Buch hier gearbeitet habe, habe ich *Aids und seine Metaphern* mehrfach wiedergelesen, und Susan Sontag ist für mich eine der Mütter, mit denen ich mich unterhielt, während ich schrieb.

Seite 19 Das humane Papillomavirus (HPV) ist sowohl in den USA wie auch weltweit die häufigste sexuell übertragene Krankheit und der alleinige Auslöser für Gebärmutterhalskrebs. Als die CDC (Centers for Disease Control and Prevention) 2006 die HPV-Impfung für jedes elf- bis zwölfjährige Mädchen empfahlen, wurde breitflächig über die Befürchtung von Eltern berichtet, die Impfung könne die sexuelle Aktivität von Teenagern befördern. Eine 2012 in der Zeitschrift *Pediatrics* veröffentlichte Studie (»Sexual Activity-Related Outcomes after Human Papillomavirus Vaccionation of 11- to 12-Year-Olds«) kam zu dem Ergebnis, dass Promiskuität kein Nebeneffekt dieser Impfung ist.

Seite 23 *Dann bezieht er sich auf Mark Twain: »Ich habe einmal einen Amerikaner den Glauben definieren hören als ›die Fähigkeit, Dinge für wirklich zu nehmen, die wir als unwirklich erkannt haben‹.«*: Hier paraphrasiert Stoker das berühmte Zitat von Twain: »Glauben heißt auf etwas zu vertrauen, von dem du weißt, dass es nicht existiert.«

Seite 27 Der Terminus *Herdenimmunität* wurde 1923 von Wissenschaftlern eingeführt, die bakterielle Infektionen bei Mäusen untersuchten. Das Konzept existiert schon sehr viel länger, seine Tragweite allerdings bekam erst dann volle Beachtung, als großflächige Impfungen bewiesen, dass es z. B. ausreichte, knapp 90 Prozent einer Bevölkerung gegen Diphtherie zu impfen, um das Auftreten der Krankheit um 99,99 Prozent zu verringern. 1993 schrieb der Epidemiologe Paul Fine in seiner Zusammenschau der Literatur zum Thema Herdenimmunität (»Herd Immunity: History, Theory, Practice«): »Dass es indirekten Schutz gibt, ist klar ersichtlich – es ist gleichermaßen ein Gebot der Logik und ein Ergebnis empirischer Beobachtung.« Im Folgenden erklärte er, dass Ausnahmen nicht das allgemeine Funktionsprinzip der

Herdenimmunität in Frage stellen, sondern nur beweisen, dass sie unter bestimmten Umständen eben anfällig ist.

Seite 31 *Eine Reihe von Freunden hatte, als ich sie um eine Empfehlung bat, seinen Namen genannt, und auch meine Hebamme erwähnte und beschrieb ihn als »links von der Mitte«*: Wir waren längst zu einem anderen Kinderarzt gewechselt, als mir klar wurde, dass dieser erste Kinderarzt, zu dem wir mit unserem Sohn gegangen waren, uns quasi ausschließlich deswegen empfohlen worden war, weil er seine Patienten nicht zur Einhaltung des Standardimpfplans drängte. Genau das schien ihn auch als »links von der Mitte« zu kennzeichnen, obwohl mir seine Einstellung eher klassisch rechts vorkam.

Seite 33/34 Sofern nicht anderweitig vermerkt, stammt sämtliches Statistikmaterial in diesem Buch von den CDC oder der WHO.

Seite 33/34 Vor der Einführung des Impfstoffs gegen Hepatitis B gab es in den USA jährlich 200 000 Neuinfektionen sowie ca. 1 Million chronisch Infizierte. Seit 1991 werden Neugeborene standardmäßig geimpft. Die Neuinfektionsrate ist seitdem um 82 Prozent gesunken, zwischen 800 000 und 1,4 Millionen Menschen sind hierzulande allerdings immer noch chronisch infiziert.

Seite 33/34 Das Risiko, sich bei einer Bluttransfusion mit Hepatitis B anzustecken, ist extrem gering – das Rote Kreuz geht von einem Risikofaktor zwischen 1 zu 200 000 und 1 zu 500 000 aus. Was mutmaßlich immer noch ein höheres Risiko ist, als dass ein Kleinkind auf den Hepatitis-B-Impfstoff eine starke allergische Reaktion hat – ein Risiko, das die CDC auf 1 zu 1 100 000 schätzen.

Als ich mir klarmachte, dass ich mich mit einer gewissen, wenn auch extrem niedrigen Wahrscheinlichkeit via Bluttransfusion mit Hepatitis B infiziert und die Krankheit dann gleich meinem neugeborenen Sohn weitergegeben hatte, war ich erschrocken, aber noch geschockter war ich darüber, wie viele Faktoren ich bei der Entscheidung, meinen Sohn nicht zu impfen, nicht bedacht hatte. Wie es um seine Gesundheit im Verhältnis zu meiner bzw. zu der der Allgemeinheit bestellt war, hatte ich außen vor gelassen.

Seite 34 *Als 1898 die letzte USA-weite Pockenepidemie ausbrach, glaubten manche, dass Weiße sich nicht mit dieser Krankheit anstecken konnten*: Wie Michael Willrich in seinem Buch *Pox: An American History* feststellt, war bei dieser Epidemie ein neuer, weniger aggressiver Pockenvirenstamm im Umlauf, der hier und da sogar mit den Windpocken verwechselt oder für eine gänzlich neue Krankheit gehalten wurde. Diese angeblich neue Krankheit wurde gerne in Verbindung gebracht mit Außenseitern und Einwanderern, daher hatte sie ihre vielen Namen wie »Kubanisches Jucken«, »Puerto-Rico-Jucken«, »Manila-Krätze«, »Filipino-Jucken«, »Negerjucken«, »Italienerjucken« oder »Ungarnjucken«.

Seite 35 *Impfdebatten wurden und werden meist als Debatten über wissenschaftliche Integrität geführt, obwohl man sie ohne weiteres auch als Diskurse über Machtverhältnisse sehen könnte*: In seiner Geschichte der Pockenkrankheit stellt Michael Willrich die These auf, dass die US-amerikanischen Kolonialambitionen u.a. nur durch eine gewisse Impfpraxis realisierbar waren. Vordergründig wurden die Impfkampagnen auf den Philippinen und auf Puerto Rico im Namen der Gesundheit der indigenen Bevölkerung geführt, was sehr schnell zur Rechtfertigung einer dauerhaften Präsenz als Kolonialmacht führte, was wiederum den schönen Nebeneffekt hatte, an den jeweiligen Orten die Sicherheit der Siedler zu erhöhen. Auf den Philippinen wurden Zwangsimpfungen erst für unrechtmäßig erklärt, als die US-Armee schon Millionen Menschen geimpft hatte.

Seite 35 *1853 gegen die britische Gesetzesregelung einer zwar kostenlosen, aber obligatorischen Impfung*: Wie Nadja Durbach in ihrem Buch *Bodily Matters: The Anti-vaccination Movement in England, 1853–1907* schreibt, wurde der gesetzliche Impfzwang bis zum Jahr 1867 nur selten durchgesetzt; dann aber regelte ein neues Impfgesetz die Sanktionen im Fall der Impfverweigerung eindeutiger.

Seite 36 »Schluss mit dem Verhätscheln von Superreichen«, überschrieb die *New York Times* 2011 den Abdruck von Warren Buffetts Appell zur Steuerreform. Buffett schreibt, unser Steuersystem sei nur einer der vielen Mechanismen, mit denen wir kollektiv die Allerprivilegiertesten schützten und die Schwächeren vernachlässigten. Originalton Buffett: »Diese und viele weitere Segnungen lassen die sich offenbar unserem Schutz verpflichtet fühlenden Gesetzgeber in Washington auf uns herabregnen, als wären wir vom Aussterben bedrohte Eulen oder irgendeine andere gefährdete Art.«

Seite 36 *Man denke beispielsweise an diesen nicht geimpften Jungen aus San Diego, der 2008 mit Masern von einer Reise in die Schweiz zurückkam und seine beiden Geschwister, fünf Schulkameraden und vier Kinder im Wartezimmer seines Arztes ansteckte*: Eine in der Zeitschrift *Pediatrics* 2010 veröffentlichte Studie (»Measles Outbreak in a Highly Vaccinated Population, San Diego, 2008: Role of the Intentionally Undervaccinated«) bezifferte die Kosten der Eindämmung dieses Masernausbruchs für die öffentliche Hand auf 124 517 Dollar. Darin enthalten sind nicht die Kosten für den dreitägigen Krankenhausaufenthalt eines Kindes und der Lohnausfall bzw. die Kosten für die Familien, deren nicht geimpfte Kinder nach dem möglichen Erregerkontakt unter 21-tägige Quarantäne gestellt wurden. Die Studie kam zu dem Schluss, dass »die Masern trotz der hohen stadtweiten Impfabdeckung innerhalb einer Gruppe absichtlich unterimpfter Kinder durchaus auftreten können – was die öffentlichen Gesundheitssysteme, die Träger medizinischer Versorgung und die Familien sehr viel Geld kostet.«

Seite 41 *Einige unserer weißen Blutkörperchen kombinieren und rekombinieren ihr genetisches Material wie Zufallsgeneratoren: Indem sie ihre Sequenzen immer wieder neu mischen, erzeugen sie enorme Mengen unterschiedlicher Zellen, die enorme Mengen an Krankheitserregern identifizieren können*: Von dem Immunologen, der mir diesen »Rekombinationsprozess« erklärt hat, habe ich erfahren, dass kein Mensch allein über genügend Genmaterial verfügt, um auf sämtliche Krankheiten reagieren zu können. Aber zusammengenommen hat die Menschheit ausreichend genetische Diversität, um jede Krankheit überleben zu können.

Seite 45 *2011 veröffentlichte ein Gremium aus 18 medizinischen Fachleuten, die im Auftrag des* Institute of Medicine *12000 Impfstudien ausgewertet hatten, einen umfassenden Bericht zum Thema »unerwünschte Impfschäden«*: Dieser Bericht trägt den Titel »Adverse Effects of Vaccines: Evidence and Causality« und steht auf der Website des Instituts als Download zur Verfügung. Das Gremium untersuchte 158 mögliche negative Impfnebenwirkungen, fand aber nur neun dieser Nebenwirkungen hinlänglich belegbar, von denen wiederum vier damit zu tun hatten, dass Kinder nach der Windpockenimpfung die Windpocken bekommen hatten.

Während der zwei Jahre, die für die Auswertung aller zur Verfügung stehenden wissenschaftlichen Befunde veranschlagt wurden, arbeiteten alle Gremiumsmitglieder honorarfrei. Als ich Ellen Clayton, die Vorsitzende des Gremiums, nach der Motivation der Beteiligten fragte, antwortete sie: »Jetzt hätte ich beinahe gesagt: Weil wir so herzensgut sind – was wir tatsächlich auch sind. Auf der anderen Seite ist es aber auch eine Gelegenheit, sich einzumischen und Einfluss darauf zu nehmen, wie in den USA Politik gemacht wird. In der Vergangenheit hat sich die Politik beim Thema Impfen immer sehr stark an den Berichten des Institute of Medicine orientiert.«

Das Institute of Medicine ist eine unabhängige, gemeinnützige Forschungseinrichtung, die sich der Aufgabe verschrieben hat, Regierungsmitarbeitern und der Öffentlichkeit dabei zu helfen, die Gesundheitsvorsorge betreffende Entscheidungen auf verlässliche Informationen zu stützen. Die von Kolleginnen und Kollegen berufenen Institutsmitglieder verwenden ihre Zeit und Expertise auf die Studien, die das Institut durchführt. Vor der Berufung in ein Gremium werden Kandidaten auf mögliche Interessenskonflikte hin geprüft, ihre Arbeit wird von nicht zum Institut gehörenden Experten beurteilt. 1986 beauftragte der Kongress das Institute of Medicine mit der regelmäßigen Evaluation von Impfrisiken. Der diesbezügliche Bericht aus dem Jahr 2011 war der zwölfte seiner Art und der bislang umfangreichste.

Seite 46/47 Es ist bestechend, wie Paul Slovic und Cass Sunstein sich in Sunsteins Kritik von Slovics Buch *The Perception of Risk* ergänzen, und bestechend ist es vor allem deswegen, weil beide zu unterschiedlichen Ergebnissen kommen, obwohl sie mit denselben Informationen arbeiten. Slovic springt mit dem Durchschnittsbürger etwas großzügiger um und zeigt größeres Interesse an den komplexen Wertesystemen, die die Risikobewertung von Laien so anders ausfallen lassen als die von Experten. Sunstein ist nicht so geduldig, vor allem dann nicht, wenn eine allgemein vertretene Fehleinschätzung ein Risiko deutlich erhöht.

Beim Nachdenken über Risiken, so Sunstein, machen normale Menschen tendenziell normale Fehler: Das Risiko des Unbekannten wird über-, das Risiko des Bekannten unterschätzt. Slovics Studien haben gezeigt, dass der Mensch dazu neigt, Riskantem wenig Nutzen und Nützlichem wenig Risiko zuzuschreiben. Wenn wir ein Desinfektionsmittel für wenig riskant halten, glauben wir übertrieben stark an seine Wirksamkeit, während wir Impfstoffe, dir wir mit einem hohen Risiko verbunden sehen, tendenziell für wirkungslos halten.

Seite 47 *Fahrräder, so berichtet die* New York Times, *sind »in mehr Unfälle verwickelt als jeder andere Konsumartikel – dicht gefolgt von Betten«*: So stand es in Sam Roberts' Artikel »Who Americans Are and What They Do, in Census Data«. Roberts wiederum nahm darin Bezug auf den vom Statistischen US-Bundesamt 2007 veröffentlichten »Statistical Abstract of the United States«. Die in diesem jährlich veröffentlichten Bericht tabellarisch aufgeführten reinen Zahlen, so Roberts, können allerdings täuschen: »Eine Tabelle, die in Unfälle verwickelte Konsumartikel aufführt, erklärt beispielsweise nicht, dass ein Grund dafür, dass sich in Betten fast genauso viele Menschen verletzen wie beim Fahrradfahren, der ist, dass mehr Menschen Betten benutzen.«

Seite 51 *Ein Teil der Attraktivität alternativer Medizin ist nicht nur ihrer alternativen Philosophie und ihren alternativen Behandlungsmethoden, sondern auch ihrer alternativen Sprache geschuldet*: Ich will nicht behaupten, dass es nicht auch andere Gründe gibt, warum wir uns Ansätzen aus der Alternativmedizin zuwenden, aber mich interessiert eben, wie die Vermarktungsstrategien alternativer Medizin vor allem auf unsere Ängste zurückgreifen. Diese Art des Marketings ist nicht ohne Ironie: Da werden z. B. in der Chelat-Therapie, die den Körper entgiften soll, giftige Chemikalien eingesetzt.

Die Wurzeln der Alternativmedizin in den USA liegen im Popular Health Movement der 1830er Jahre. Wie Barbara Ehrenreich und Deirdre English in *For Her Own Good* schreiben, war diese Bewegung eine Antwort auf die Professionalisierung der Medizin einerseits und die Gefahren der Schulmedizin im frühen 19. Jahrhundert andererseits. In dieser Zeit entstanden eine ganze Reihe alternativer Ansätze, darunter Homöopathie und Hydropathie, aber auch Sylvester Grahams System, ganze Körner und frisches Gemüse zu essen und auf sämtliche Drogen und pflanzliche Heilmittel zu verzichten. Mit Ausnahme der dem Impfen gegenüber oft positiv eingestellten Homöopathen – schließlich stützt eine Impfung die Theorie, dass man »Gleiches mit Gleichem heilt« – waren viele Alternativmediziner ausdrückliche Impfgegner.

Die populärste alternative Methode war die von Samuel Thomson, der die Medizin vom Markt entkoppeln und demokratisieren wollte, um jeden zu seinem eigenen Arzt zu machen. Dieser Philosophie hing zu ihren besten Zeiten ein knappes Viertel aller Amerikaner an, aber gegen Ende der 1830er Jahre waren die Thomsonianer, wie Ehrenreich und English schreiben, »vor genau jenen Kräften in die Knie gegangen, gegen die sie eigentlich hatten angehen wollen. Hatten sie einst angeprangert, dass Heilung zur Ware wird, suchten sie jetzt selbst nach Wegen, ihre eigene Alternative als brandneues Produkt zu verpacken.« Dieses Erbe lebt in der heutigen alternativen Gesundheitsbewegung weiter: Hier wird für Vitamine und Nahrungsergänzungsmittel geworben, die die US-Amerikaner sich jährlich 30 Millionen Dollar kosten lassen, hergestellt von denselben Großkonzernen, die auch alle anderen Pharmaka herstellen. Alternativmedizinische Produkte sind insgesamt zu einem riesengroßen – und in weiten Teilen nicht regulierten – Geschäft geworden.

Seite 51/52 Kommentatoren im öffentlich-rechtlichen Fernsehen beharrten noch an dem Tag auf der »Unnatürlichkeit« gleichgeschlechtlicher Ehen, an dem der Oberste Gerichtshof befand, eine zentrale Vorschrift im »Defense of Marriage Act« (Gesetz, in dem von 1996 bis 2013 die Ehe als Verbindung von Mann und Frau festgeschrieben war; Anm. d. Übers.) sei nicht verfassungskonform. Diese Entscheidung, so Richter Antonin Scalia in seinem Widerspruch, sei ein Auswuchs »kranker Wurzeln«. Hinter unserem Verständnis dessen, was natürlich ist und was krank, steht ziemlich eindeutig ein aufs Strafen erpichter Moralismus.

Seite 52 *Die Autorin Jane Smith schreibt: »In der pharmazeutischen Welt verläuft ein scharfer Trennstrich zwischen Biologika und Chemikalia«*: In ihrem Buch *Patenting the Sun: Polio and the Salk Vaccine* führt Smith diese Aussage weiter aus: »Biologika sind anspruchsvoll in der Herstellung, kostenintensiv in der Lagerung und werden schnell schlecht.« Sobald sie es sich leisten könnten, so Smith, verließen Arzneimittelhersteller das Biologika-Geschäft: »Leben tun sie von Chemikalia. Chemikalia lassen einen nachts gut schlafen und morgens reich aufwachen.«

Seite 56 *dass Carson die von DDT ausgehende Gefahr hier und da vielleicht überbewertet … hat*: In seinem Buch *The Green Crusade: Rethinking the Roots of Environmentalism* legt der Politikwissenschaftler Charles Rubin anhand einiger beispielhafter Fälle ausführlich dar, wie Rachel Carson die ihr zugänglichen Informationen verzerrt hat oder falsch mit ihren Quellen umgegangen ist. Zum Beispiel zitiert sie einmal einen Leserbrief aus einer medizinischen Fachpublikation so, als ob es sich um einen wissenschaftlichen Aufsatz handele. Und sie gab die Ergebnisse einer Studie über Leukämie so wieder, dass sie sich fast ins Gegenteil dessen verkehrten, was die Autorin dieser Studie tatsächlich herausgefunden hatte. Rubin betont, Carson habe nicht alle ihre Quellen falsch dargestellt, aber so aufrichtig, wie sie sich gab, war sie nicht.

Seite 61 *Diese Frage schien – in einem weiteren Sinne – auch die Frage nach meiner Zugehörigkeit zu stellen*: Als Prosa verfassende Dichterin bzw. von Lyrik beeinflusste Prosaschriftstellerin habe ich mir oft die Frage gestellt, wohin ich eigentlich gehöre. Dabei ist das Problem nicht, dass ich keinen Platz finde, an den ich gehöre – das wäre die Kinderbuch-Variante –, sondern dass ich nach Wegen suche, darauf zu bestehen, nirgendwo hinzugehören. Zu diesem Zweck habe ich versucht, mir Alice Walkers Zeilen »Sie niemands Liebling; / Sei Außenseiterin« zu Herzen zu nehmen. In der Geschichte des persönlich gehaltenen Essays wimmelt es in guter alter Tradition vor selbsternannten Außenseitern. In dieser Tradition bin ich weder Dichterin noch Presse, sondern eine Essayistin, eine Bürger-Denkerin.

Seite 64 *Und modern wahrscheinlich auch nicht*: Wenn Haraway schreibt, »Wir sind nie Mensch gewesen«, bezieht sie sich auf ein Buch des Anthropologen Bruno Latour, *Wir sind nie modern gewesen.*

Seite 70 »Der Körper ist kein Schlachtfeld«, warnt Susan Sontag in *Aids und seine Metaphern.* Sie vertritt die Ansicht, dass schlechte Metaphern unser Verständnis von unserem Körper stören können. Nicht alle Metaphern verzerren Krankheit in gleichem Maße, nicht alle sind tatsächlich schädlich. Nur die Kriegsmetapher bewertet Sontag als in jedem Fall zerstörerisch: »Sie betreibt Panikmache und Dramatisierung und trägt nachhaltig zur Exkommunikation und Stigmatisierung der Kranken bei«, schreibt sie und endet mit: »Erstattet sie den Kriegstreibern zurück.«

Seite 77 *Bericht über Impfnebenwirkungen, der seinen kurzen historischen Überblick zum Thema Kindersterblichkeit mit der Bemerkung beendete, heutzutage gehe man »davon aus, dass Kinder bis zum Erwachsenenalter überleben«*: Dieses Zitat ist wieder dem Bericht »Adverse Effects of Vaccines: Evidence and Causality« entnommen (s. Anmerkung zu S. 45). Darin steht, dass im Jahr 1900 in den Vereinigten Staaten 100 von 1000 Kinder vor dem ersten Geburtstag und fünf weitere noch vor dem fünften Geburtstag starben. Bis 2007 waren diese Zahlen deutlich gesunken: 7 von 1000 starben vor ihrem ersten Geburtstag, und nur weitere 0,29 zwischen dem ersten und dem fünften. Der Bericht stellt fest: »Krankheiten, die so schwer verlaufen, dass Kinder und Erwachsene daran sterben können, lassen die Überlebenden oft mit irgendeiner Art von Behinderung zurück. Mit der gesunkenen Sterblichkeit ist allerdings auch die Wahrscheinlichkeit einer schweren Behinderung als Krankheitsfolge gesunken.«

Seite 84 Die meisten Informationen und Denkanstöße zur Geschichte von Frauen und Medizin habe ich aus *For Her Own Good: Two Centuries of the Experts' Advice to Women* von Barbara Ehrenreich und Deirdre English. Auch auf ihr früher erschienenes Buch *Hexen, Hebammen und Krankenschwestern* beziehe ich mich. In der Einleitung zur zweiten Auflage wird der Historiker John Demos zitiert, der feststellt, dass 25–35 % der Frauen, die in der Kolonie New England der Hexerei angeklagt wurden, bekanntermaßen fähige Heilerinnen oder Hebammen waren. »Der tieferliegende Zusammenhang ist hier wohl offensichtlich«, schreibt Demos. »Zwischen der Fähigkeit zu heilen und der Fähigkeit, Schaden anzurichten, scheint man damals eine enge Verbindung gesehen zu haben.« Was man, so behaupte ich, bis heute tut.

Seite 87 *2004 deckte ein investigativ arbeitender Journalist auf, dass Wakefield für seine Forschung von einem Anwalt bezahlt worden war, der eine Klage gegen einen Impfstoffhersteller vorbereitete*: Der Journalist hieß Brian Deer. Wakefield hatte von der Anwaltskanzlei Richard Barr den Betrag von 800 000 Dollar erhalten. Auf der Suche nach die Klage stützenden Beweisen hatte die Kanzlei insgesamt 10 Millionen Dollar an Ärzte und Wissenschaftler vergeben, die den Zusammenhang von Schutzimpfungen und Autismus erforschten. In seinem Buch *Autism's False Prophets* schlüsselt Paul Offit auf, wohin dieses Geld gegangen ist. Über 1 Million Dollar ging an Unigenetics Limited, die Firma, die Wakefields Proben testete. Kenneth Aitken, ein Pathologe, der sich ausgehend von Wakefields Forschung wiederholt für eine Änderung der Impfpolitik in Großbritannien ausgesprochen hatte, erhielt 400 000 Dollar, und Marcel Kinsbourne, ein Neurologe, der Wakefields Hypothese ebenfalls unterstützte, 800 000 Dollar.

Seite 93 Barbara Loe Fisher ist Präsidentin des National Vaccine Information Center (NVIC), das – obwohl der Name anderes suggeriert – keine Behörde ist. Der Journalist Michael Specter schreibt: »Die Beziehung des Centers zur US-Regierung beschränkt sich so gut wie ausschließlich darauf, sich den Bemühungen des Staates um Schutzimpfungen für Kinder entgegenzustellen.« Im Frühjahr 2011 zeigte ein Großbildschirm auf dem Times Square einen Werbeclip des NVIC: Eine Frau drückte schützend ein Baby gegen die Brust, daneben stand der Schriftzug: *Impfstoffe: Seien Sie sich der Risiken bewusst.* Danach kam groß das Wort *Schutzimpfungen*, das über ein Bild der Freiheitsstatue und den Claim *Ihre Gesundheit. Ihre Familie. Ihre Wahl* geblendet wurde. Zum Schluss füllten Logo und Webadresse des NVIC, die schon während des ganzen Clips am Rand zu lesen waren, den gesamten Bildschirm aus.

Das auf der NVIC-Website zusammengestellte Informationsmaterial behauptet implizit, dass Impfungen u.a. Autismus und Diabetes auslösen können. Der Arzt und Journalist Rahul Parikh befindet: »Was einem das NVIC zum Thema Impfstoffe für bare Münze verkauft, ist vergleichbar mit Joe Camel, der sagt, dass Rauchen keinen Lungenkrebs verursacht.« Was auf den ersten Blick wie ein etwas schiefes Bild aussieht, schließlich wollen Anti-Impf-Aktivisten ja vordergründig nichts verkaufen. Aber Angst ist ein immaterieller Wert, mit dem man eine beliebige Anzahl an Produkten verkaufen kann, und dass tatsächlich jemand ein eigennutzmotiviertes Interesse an weit verbreiteten Impfängsten haben könnte, belegt ja schon der Werbefilm auf dem Times Square, der in jeder Einstellung auch die Netzadresse des Co-Sponsors und Arztes John Mercola zeigt.

Mercola betreibt am Stadtrand von Chicago das Mercola Natural Health Center. Er selbst bietet dort allerdings keine Sprechstunden mehr an, sondern investiert seit 2006 die meiste Zeit in seine Website, auf der Artikel über die Gefahren von Wasserfluoridierung, Amalgam-Zahnfüllungen und Impfstoffen stehen. Hinzu kommen zahlreiche Ausflüge auf weniger ausgetretenen Pfaden – man liest hier z. B. über die Theorie, dass Aids gar nicht von HIV ausgelöst wird. Mercolas Seite hat pro Monat um die 1,9 Millionen Besucher, wie Bryan Smith in seinem Artikel »Dr. Mercola: Visionär oder Quacksalber?« schreibt. Die Produkte in seinem Angebot reichen von Sonnenbänken über Luftreiniger hin zu Vitaminen und Nahrungsergänzungsmitteln. 2010 generierten Website und Firma »Mercola LLC« geschätzte 7 Millionen Dollar Gewinn, 2011 spendete Mercola insgesamt 1 Million Dollar an verschiedene Organisationen, darunter auch das NVIC.

Seite 93 Jenny McCarthy, die von sich selbst behauptet, keine Impf-, sondern eine Giftstoff-Gegnerin zu sein, organisierte 2008 eine Demonstration in Washington unter dem Motto »Green Our Vaccines« (in etwa: »Bio-Impfstoffe für alle!«). Die Demonstration und ihr Slogan, die der Arzt David Gorski »wunderbar Orwellianisch« nennt, zeigen, wie bestimmte Formen des Widerstands aufgegriffen werden können, ohne dabei zweckmäßig oder nur sinnvoll zu sein. McCarthys impfkritische Bewegung bedient sich der Umweltschutz-Rhetorik, ohne in Sachen Umweltschutz aktiv zu werden – genau wie die Impfgegner früher in Großbritannien dem Abolitionismus das Wort redeten, ohne sich selbst gegen Sklaverei zu engagieren.

Seite 97/98 Eine ganze Zeit wusste ich nicht mehr über die Komplikation nach der Geburt meines Sohnes, als dass sie Inversion des Uterus heißt und nur sehr selten vorkommt. Offenbar kommt sie auch in der letzten Folge der Fernsehserie *Emergency Room* vor, aber meine Hebamme hat mir davon abgeraten, mir das anzusehen, weil die Frau mit der Uterusinversion während der nachgeburtlichen OP stirbt. Als ich die Ärztin, die mich operierte, fragte, ob diese Art der Komplikation bei einer möglichen weiteren Geburt erneut zu erwarten sei, antwortete sie, man wisse nicht genug, um hierzu eine verlässliche Aussage machen zu können. Meine Hebamme, die Tausende von Geburten begleitet hat, hatte vor der Geburt meines Sohnes noch nie eine Uterusinversion erlebt. Es mussten einige Jahre ins Land gehen, bevor ich erfuhr, dass diese besondere Komplikation bei ca. einer von 3000 Geburten vorkommt. Und dass die Mutter in ca. 15 Prozent dieser Fälle stirbt.

Seite 102 *Auch Privilegien sind ein solches positionelles Gut, es gibt sogar Argumente dafür, auch die Gesundheit dazuzuzählen*: Den Begriff *positionelle Güter* hat mir meine Schwester erklärt, die mich dann noch auf einen Aufsatz von Harry Brighouse und Adam Swift hinwies (»Equality, Priority, and Positional Goods«). In diesem Aufsatz wird ausgeführt, dass Gesundheit – im Gegensatz zu Bildung – in weiten Teilen der Bevölkerung nicht als ein positionelles Gut angesehen wird. »Ein kompetitiver Wert wird der eigenen Gesundheit allerdings schon zugeschrieben«, behaupten die Autoren. »Fitte, gesunde Menschen haben unter ansonsten vergleichbaren Voraussetzungen bessere Aussichten, im Wettbewerb um Jobs und andere knappe Güter die Nase vorn zu haben. Sozialwissenschaftler haben sogar Vermutungen darüber angestellt, dass Gesundheit auch ein wichtiges Element in der komplexen Kausalkette ist, durch die erklärlich wird, warum ökonomisch erfolgreiche Eltern oft ökonomisch erfolgreiche Kinder haben. Kinder reicher Eltern sind nämlich tendenziell gesünder als Kinder armer Eltern, was wiederum erklärt, warum sie in der Schule und auf dem Arbeitsmarkt besser abschneiden. Wenn dem so sein sollte und Gesundheit tatsächlich ein entscheidender Faktor ist für die sehr unterschiedlichen Chancen von Kindern, in ihrem Leben auf eine besser oder schlechter entlohnte berufliche Position zu kommen, dann hat Gesundheit zweifelsohne einen wettbewerblichen und damit positionellen Aspekt. Der Wert meiner eigenen Gesundheit hängt also immer davon ab, wie gesund die anderen sind. Unter den Blinden ist der Einäugige König.«

Seite 104 *Dreißig Jahre nach dem Ende der routinemäßigen Pockenimpfung in den USA beauftragte die Regierung Wissenschaftler der Universität von Iowa, die übriggebliebenen Impfstoffbestände auf ihre Wirksamkeit hin zu überprüfen*: Im Jahr 2002 ließ sich Präsident George W. Bush gegen die Pocken impfen, nach ihm sollten im Rahmen der geplanten Schutzimpfung zehn Millionen bei der Polizei und im Gesundheitswesen Tätige geimpft werden. Dieser Plan wurde nie umgesetzt – u. a. wegen des Widerstands von Behördenmitarbeitern, Berufsverbänden und Krankenhäusern. »Die Impfung des Präsidenten war eine hochpolitische Geste, ein symbolischer Akt, der zur Schau stellte, dass Saddam Husseins Pläne tatsächlich so real und so böse waren, dass sie die Aggression gegen sein Regime rechtfertigten«, schreibt Arthur Allen in seinem Buch *Vaccine: The Controversial Story of Medicine's Greatest Life-*

saver. Die US-Regierung konnte nicht nachweisen, dass Saddam tatsächlich Zugang zu Pockenviren hatte, aber die schiere Möglichkeit wurde zur Legitimation einer zweifelhaften Impfkampagne sowie der Invasion im Irak benutzt. Allen schreibt: »So also kam es, dass wir zu Beginn des 21. Jahrhunderts unseren Präsidenten gegen eine eigentlich ausgerottete Krankheit impften.«

Seite 117 *Schutzimpfungen machen es möglich, die Erzeugnisse des Kapitalismus zu Zwecken einzusetzen, die den Zwängen des Kapitals eigentlich zuwiderlaufen*: Im letzten Satz des Kapitels »Paranoid Reading and Reparative Reading, or, You're So Paranoid, You Probably Think This Essay Is About You« aus dem Buch *Touching Feeling: Affect, Pedagogy, Performativity* weist Eve Sedgwick ganz optimistisch darauf hin, wie viel wir lernen können von den »unterschiedlichen Arten und Weisen, wie Individuen und Communitys erfolgreich ihr Leben mit dem bestreiten, was ihre jeweilige Kultur ihnen bietet – was sogar für Kulturen gilt, deren erklärtes Ziel es ist, jene Menschen nicht zu unterstützen«.

Seite 123 Wenn *Paternalismus* ein unlauteres Wort ist, dann ist auch der Begriff *Maternalismus* in gewisser Weise kontaminiert mit der Assoziation einer Zeit, in der Frauen ihr aktivistisches Engagement durch das Argument rechtfertigen mussten, sie würden »von Natur aus« gern andere Menschen beschützen. »Gegen Ende des 19. Jahrhunderts bekam der Begriff Maternalismus in den Vereinigten Staaten eine zunehmend soziopolitische Konnotation«, schreibt Carolyn Weber in ihrem Lexikoneintrag *Maternalismus* in der *Encyclopedia of Gender and Society*. »Er stand bald für eine gewisse aktivistische Schule, in der Frauen sich im öffentlichen Kampf um ihre Anliegen auf bestimmte, ihrem sozialen Geschlecht zugeschriebene Eigenheiten beriefen. Als Folge davon gelten *Maternalistinnen* als Frauen, die das Konzept des Bemutterns aus dem Privaten in die Community tragen, zum Wohle aller.«

Seite 129 *sind die Möglichkeiten einer gewinnbringenden Verwendung des eigenen Nabelschnurbluts zu einem späteren Zeitpunkt im Leben momentan de facto noch relativ begrenzt*: Die meisten Kinder, die Nabelschnurblut transplantiert bekommen, brauchen Spenderblut und nicht ihr eigenes Blut, das in den allermeisten Fällen ja genau jenen Krankheitserreger trägt, wegen dem sie behandelt werden. Und das ist nur einer der Vorteile einer öffentlichen Blutbank, die Ruben Rucoba aufzählt, ein Kinderarzt, dessen eigene Tochter als Baby ein lebensrettendes Transplantat aus einer öffentlichen Blutbank erhielt. Wie Rucoba 2010 in seinem Artikel »Public Cord Banks Offer Many Advantages over Private Banks« (in etwa: »Die vielen Vorteile öffentlicher Nabelschnurblutbanken«) festhält, werden öffentliche Banken in einem nationalen Register geführt, was wiederum bedeutet, dass an diese Banken gespendetes Blut sehr wahrscheinlich jemandem zugutekommt, der/die es definitiv braucht. In Privatbanken eingelagertes Blut dagegen bleibt einigermaßen sicher ungenutzt, denn die Wahrscheinlichkeit, dass ein Kind sein eigenes Nabelschnurblut braucht, liegt bei 1:200 000. Außerdem müssen öffentliche Banken sich im Unterschied zu privaten an strikte staatliche Standards halten. 2007 sprach sich die American Academy of Pediatrics gegen private Nabelschnurblutbanken aus und äußerte sich besorgt darüber, wie Privatbanken mit ihren noch nicht unter Beweis gestellten, unnötigen Dienstleistungen Eltern ausnutzten.

Seite 130/131 Eine 2011 durchgeführte und in der Zeitschrift *Pediatrics* veröffentlichte Erhebung, »Alternative Vaccination Schedule Preferences among Parents of Young Children« (in etwa: »Für welchen Impfplan sich die Eltern von Kleinkindern entscheiden«), fand heraus, dass sich mehr als eines von zehn Elternpaaren an einen alternativen Impfplan hält. Und von den Eltern, die sich an dem von den CDC empfohlenen Impfplan orientieren, glaubt ein Viertel, dass es weniger riskant wäre, wenn man die Impfungen zeitlich etwas nach hinten schöbe. Woraus die Wissenschaftler schlussfolgerten, dass dieses Viertel »Gefahr läuft«, auf einen alternativen Plan umzuschwenken.

Seite 131 *außer Dr. Bobs privaten Spekulationen gibt es keine stichhaltigen Beweise dafür, dass die Streckung der Impfabstände mögliche Nebenwirkungen tatsächlich minimiert*: Nach einer Untersuchung, die speziell auf die Sorgen von Eltern, Lobbygruppen und Medien in Bezug auf die empfohlenen Schutzimpfungen für Kinder zugeschnitten war, veröffentlichte das Institute of Medicine 2013 einen Bericht mit dem Titel: »The Childhood Immunization Schedule and Safety: Stakeholder Concerns, Scientific Evidence, and Future Studies« (in etwa: »Schutzimpfungen für Kinder und Sicherheit: Zu Befürchtungen von Interessengruppen, dem Stand der Wissenschaft und ausstehender Forschung«). Diese Studie konnte nicht einen überzeugenden Grund für einen alternativen Impfplan identifizieren und kam zu dem Schluss: »Die Untersuchungskommission fand keinerlei belastbare Beweise für die These, der empfohlene Impffahrplan könnte nicht sicher sein. Darüber hinaus haben die bereits bestehenden Kontroll- und Evaluationssysteme unerwünschte Impfnebenwirkungen längst identifiziert und bekannt gemacht. Die wissenschaftliche Infrastruktur des Staates ist ein starkes, verlässliches System.«

Seite 131 *Laut Dr. Bob können Kinder nicht an Tetanus erkranken*: Sporen des Tetanus-Bakteriums gibt es überall in und auf der Erde. Von jedem Körnchen Schmutz oder Staub, das in eine Wunde gelangt, kann man Tetanus bekommen – Kleinkinder eingeschlossen. In Entwicklungsländern erkranken viele Neugeborene wegen ihres noch nicht abgeheilten Bauchnabels. In den USA ist die mit Tetanus in Zusammenhang stehende Sterblichkeitsrate mit der Einführung des Impfstoffs 1938 in kürzester Frist um über 99 Prozent gefallen, und der Neugeborenen-Tetanus ist so gut wie ausgerottet. Was natürlich auch mit der verbesserten geburtshilflichen Praxis zu tun hat – und mit den mütterlichen Antikörpern, die Babys von geimpften Frauen eine zusätzliche Art Nestschutz gewähren. Zwischen 2001 und 2008 erkrankte in den USA nur ein einziges Neugeborenes an Tetanus.

Seite 131 *tritt Hib nur sehr selten auf*: Das Hib-Bakterium sitzt bei vielen Menschen in Nase und Hals, immun sind aber diese Menschen trotzdem. Vor der Einführung des Hib-Impfstoffs 1985 war eine Infektion mit *Haemophilus influenzae* vom Typ B hierzulande die häufigste Ursache für eine Hirnhautentzündung, eines von 200 Kindern unter fünf Jahren entwickelte eine invasive Hib-Infektion, und über 15 000 Kinder erkrankten jährlich an einer durch Hib hervorgerufenen Hirnhautentzündung.

Seite 131 *und sind Masern gar nicht so schlimm*: In den USA bekommt eines von zwanzig Kindern als Folge einer Masernerkrankung eine Lungenentzündung, es tritt also die Komplikation ein, die die häufigste Todesursache überhaupt ist. Die Sterblichkeitsrate bei Masern schwankt sehr stark und ist abhängig von mehreren Faktoren, z. B. dem Alter: Am häufigsten tödlich enden die Masern bei Kindern unter fünf Jahren und bei Erwachsenen. Zwischen 1987 und 1992 führten drei von tausend Masernfällen in den USA zum Tod, eigentlich wird die Sterblichkeitsrate hierzulande allerdings auf lediglich eins zu tausend geschätzt.

Seite 136 *Ein Baby wird ab dem Moment, in dem es den Mutterleib verlässt, ja, noch während der Passage durch den Geburtskanal, mit Bakterien geradezu bombardiert*: Ein einziges Bakterium enthält zwischen 2000 und 6000 immunologische Komponenten, also jene Proteine, die eine Immunantwort provozieren. Zum Vergleich: Der Pockenimpfstoff enthält etwa 200 dieser Erregerkomponenten.

Seite 136 *eine Website, die auch Beweise dafür sammelt, dass der Holocaust eine Lüge war und dass Zionisten sich den Antisemitismus als Legitimation für die Gründung Israels ausgedacht haben*: Die Website, auf die ich mich hier beziehe, heißt www.whale.to und bekommt, wenn man »vaccination« (»Impfen«) googelt, ein hohes Ranking. Auf der Seite findet man massenhaft Kuriosa, u. a. die *Protokolle der Weisen von Zion* in voller Länge, angeblich das geheime Sitzungsprotokoll jüdischer Weltverschwörer, die durch die Kontrolle von Wirtschaft und Medien nach der Weltherrschaft streben.

Seite 136 *Als Risikokapitalgeber ist Handley Mitbegründer einer Private-Equity-Gesellschaft, die ein Vermögen von mehr als einer Milliarde Dollar verwaltet, sowie von* Generation Rescue, *einer Organisation, die sich für die Interessen von Autisten einsetzt: Generation Rescue* ging kurz nach der Gründung 2005 mit der These an die Öffentlichkeit, Impfstoffe lösten Autismus aus. Zur medialen Kampagne gehörten damals u. a. ganzseitige Anzeigen in der *New York Times* und in *USA Today*. Jenny McCarthy, heute die Präsidentin von *Generation Rescue*, war damals noch Sprecherin dieser Organisation.

Seite 137 *Was manche Eltern autistischer Kinder für Missbrauch halten*: Einige dieser Eltern porträtiert Paul Offit in seinem Buch *Autism's False Prophets*, darunter Kathleen Seidel, die Gründerin der Website www.neurodiversity.com, und Camille Clark, bekannt auch als »Autismus-Diva«.

Seite 144 Was auf dem Feld der Medizin als das »Wahre« gelten durfte, war im frühen 19. Jahrhundert eine Frage von beträchtlicher Komplexität. Medizinische Versorgung wurde damals von Knocheneinrichtern, Hebammen, Kräuterkundigen und anderen Laienheilern geleistet, dazu kamen die »regulären« Ärzte, damals noch ein recht bunter Haufen. Es gab keine Institutionen, die Arztlizenzen vergaben, keine Standards für die Berufsausübung, und medizinische Abschlüsse waren auf dem freien Markt käuflich zu erwerben.

Als Ärzte versuchten, die Medizin als einen legitimen Beruf zu etablieren und dessen Ausübung zu regulieren, so schreibt Nadja Durbach in *Bodily Matters*, wandten sie sich an den Staat, um die alleinige Zuständigkeit für Schutzimpfungen zu bekommen. Ein britischer Ärzteverband beschwerte sich 1840 über eine Impfpraxis, die »wandernde Quacksalber, unbedeutende Handlungsreisende von geringem Rang, Schmiede, Steuereintreiber, Apotheker etc., alle miteinander armes Gesindel« zum Zug kommen ließ. Anders gesagt: Geimpft haben damals diejenigen, die auch die sonstige medizinische Versorgung übernahmen.

Das Recht zu impfen wurde schließlich auf studierte Mediziner und staatlich lizenzierte Impfärzte beschränkt, die Variolation war in Großbritannien ab 1841 illegal. Obwohl man den Impfschutz so besser regulieren konnte, verstärkte man so auch die Befürchtung, der Staat könnte mit den Ärzten unter einer Decke stecken, um ein nach Profit strebendes Medizinmonopol zu bilden. Seit Erlass dieses Gesetzes, so Durbach, war Widerstand gegen Professionalisierung und Standardisierung in der Medizin gleichbedeutend mit Widerstand gegen staatliche Autorität.

Seite 145 *Indem sie von Impfgegnern lediglich verlangte, einen Richter davon »zu überzeugen«, dass die Verweigerung aus Gewissensgründen erfolge, war diese Klausel einigermaßen vage formuliert*: Es gab damals eine recht große Debatte darüber, ob auch Frauen den Antrag auf die Ausnahme aus Gewissensgründen stellen dürften, schließlich war laut Gesetz der Mann der Vormund seiner Kinder, und einem gewissen Politiker zufolge war es für Frauen unangemessen, ihr Gewissen außerhalb ihres Heims geltend zu machen. Im Gesetzestext selbst stand *Eltern*, was Frauen ja miteinschloss, aber in einigen Gemeinden wurden sie trotzdem mit dem Argument abgewiesen, nur der Vater dürfe einen solchen Antrag stellen. In anderen Städten wiederum waren fast alle

Antragstellerinnen Frauen. Schließlich wurde eine immer noch nicht eindeutig formulierte Gesetzesänderung flächendeckend so ausgelegt, dass Frauen mitgemeint waren. Nadja Durbach schreibt: »Das Ergebnis dieser Auslegung des neuen Gesetzes war, dass die ersten weithin bekannten Verweigerer aus Gewissensgründen nicht nur überwiegend aus der Arbeiterschicht kamen, sondern meist auch weiblich waren.«

Seite 147 *Ihnen haben wir es zu verdanken, dass wir nicht mehr unter vorgehaltener Pistole geimpft werden dürfen*: Dass unser Impfplan heute so sicher ist, haben wir zudem jenen Eltern zu verdanken, die die Impfung während der Pockenepidemie von 1901 ablehnten (s. Anmerkung zu S. 160), jenen Eltern, die sich mit der Forderung, Impfnebenwirkungen besser nachzuverfolgen, 1984 an den Kongress wandten (die sich später als NVIC organisierten, s. Anmerkung zu S. 93 und S. 170), und Menschen wie John Salamone, der sich 1998 erfolgreich für die Ersetzung des oral verabreichten Polio-Impfstoffs durch den sichereren, inaktiven Impfstoff einsetzte. Für Impfstoffsicherheit einzutreten ist nicht dasselbe wie sich als Impfgegner zu engagieren: Der Anti-Impf-Aktivismus will unser Impfsystem untergraben, nicht verbessern. Manche Gruppierungen allerdings, z. B. das NVIC, versuchen, an beiden Fronten aktiv zu sein.

Seite 149 *Und bis heute ist es ein gesetzlich gesichertes Privileg, sich selbst die Ungeschütztheit vor bestimmten Krankheiten herauszunehmen*: Das Wort *Privileg* ist dem lateinischen *privilegium* entlehnt, das »für eine Person geltendes Gesetz« bedeutet. Das Recht, sich von der Impfverpflichtung ausnehmen zu lassen, ist per se ein Privileg. In den USA ist das Geimpftsein prinzipiell Voraussetzung für die Zulassung zu öffentlichen Schulen und Tagespflegeeinrichtungen. Jeder Bundesstaat macht allerdings medizinisch indizierte Ausnahmen von dieser Pflicht, bis auf zwei lassen alle auch religiöse Ausnahmen gelten, und in 19 US-Bundesstaaten kann man sich auf das Recht auf die philosophisch begründete Ausnahme berufen, die hiesige Version der Verweigerung aus Gewissensgründen.

Seite 151 *Aber wie groß diese Gruppe sein darf – wann also die Schwelle erreicht ist, an der die Herdenimmunität verloren geht und das Erkrankungsrisiko sowohl für Geimpfte wie für Nichtgeimpfte wieder drastisch ansteigt –, ist sehr unterschiedlich und hängt mit der betreffenden Krankheit, dem Impfstoff und der jeweiligen Bevölkerung zusammen*: In ihrem Aufsatz »›Herd Immunity‹: A Rough Guide« schreiben Paul Fine und Kollegen, dass wir »in Sachen Impfquote vorsichtig sein sollten mit Zielvorgaben, schließlich werden Ziele ausgehend von Annahmen formuliert, die die Komplexität der tatsächlichen Bevölkerungsstruktur stark reduzieren. In den meisten Fällen ist das erklärte Ziel der öffentlichen Gesundheitsvorsorge eine Abdeckung von 100 Prozent, und zwar inklusive aller empfohlenen Impfungen, obwohl man natürlich weiß, dass 100 Prozent illusorisch sind, und entsprechend hofft, in der betreffenden Bevölkerung genau die Quote zu erreichen, die dann die ›tatsächliche‹ Schwelle zur Herdenimmunität überschreitet.«

Seite 159 *Wie auch der Umweltschutzbehörde damals auffiel, war Corexit weder das sicherste noch das effektivste Mittel auf dem Markt – es war einfach nur das, wovon BP zum Zeitpunkt des Unfalls am meisten vorrätig hatte*: Vor dem Vorfall klassifizierte die Behörde Corexit als weniger wirksam, aber deutlich schädlicher als mindestens zwölf andere Produkte. Nach dem Vorfall wurde von der Behörde ein Test durchgeführt, der ergab, dass Corexit, vermischt mit Rohöl aus Louisiana, nicht mehr und nicht weniger giftig für die Meeresflora und -fauna ist als jedes andere mit Öl gemischte Dispersionsmittel. Einer der Behördenmitarbeiter selbst zog die Aussagekraft dieses Tests in Zweifel, wie Suzanne Goldenberg in einem Artikel im *Guardian* schrieb (»BP Oil Spill: Obama Administration's Scientists Admit Alarm over Chemicals«). Und Susan Show, die Direktorin des Marine Environmental Research Institute, sagte ebenfalls dem *Guardian*: »Es gab nur diesen einen Test, und der war sehr unausgereift.« Zu diesem Zeitpunkt stellte das im Golf zum Einsatz gebrachte Corexit längst ein gewaltiges, unkontrolliert ablaufendes »öko-toxologisches Experiment« dar, wie der Toxikologe Ron Kendall es formulierte. Ein Experiment, dessen Ergebnisauswertung noch auf sich warten lässt.

Seite 160 *Der Historiker Michael Willrich schreibt: »Im Herbst 1901 war vorschriftsmäßige Regelung noch eine kontrovers diskutierte Idee. Wenige Monate später hatte sie Eingang in die Gesetzgebung gefunden.« In der Zwischenzeit war es in Camden, New Jersey, zu einem Pockenausbruch gekommen*: Als in Camden die Pocken ausbrachen, verkündete die örtliche Schulbehörde, dass nicht geimpfte Kinder nicht zur Schule gehen dürften. Im Laufe des Folgemonats wurden Tausende Schulkinder geimpft, aber dann erkrankte ein 16 Jahre alter, erst kürzlich geimpfter Junge an Tetanus. Er bekam eine Kiefersperre und Krämpfe am ganzen Körper. Dann erkrankte ein 16 Jahre altes, erst kürzlich geimpftes Mädchen an Tetanus, und dann starb ein gerade erst geimpfter Elfjähriger weniger als einen Tag, nachdem Tetanus bei ihm ausgebrochen war.

Die darauf folgende Untersuchung sollte ergeben, dass so gut wie alle betroffenen Kinder Impfstoff desselben Herstellers erhalten hatten – ein Hersteller, der in der Folgezeit auch noch in Verbindung gebracht wurde mit einem Tetanusausbruch im Krankenhaus von Philadelphia. In Europa wurden Impfstoffe von der Regierung mindestens kontrolliert, teils sogar hergestellt, in den USA durfte damals noch ein jeder Impfstoff herstellen und vertreiben. Der Pockenimpfstoff kam von Kühen und wurde auf Bauernhöfen produziert, war also entsprechend anfällig für Kontaminierung durch Stallstaub und Dünger, worin sich häufig Tetanus-Bazillen fanden.

Als die tetanusbedingten Todesfälle die durch die Pocken verursachten Todesfälle überstiegen, traten die Eltern in Schulstreik und verweigerten die Impfung. Als vereinzelte Tetanusfälle bei relativ frisch geimpften Schulkindern in Atlantic City und Philadelphia publik wurden, wurde aus der Panik in Camden eine nationale Krise. Das Risiko der breitflächigen Impfverweigerung vor Augen, unterschrieb Theodore Roosevelt den »Biologics Control Act«, ein Gesetz, das ein Lizenz- und Überwachungssystem einrichtete, dem jeder Impfstoffhersteller unterworfen wurde. Dieses Gesetz, so schrieb die *New York Times*, »würde eine gefährliche Ausweitung staatlicher Befugnisse bedeuten, hätte es nicht zum Ziel, einem noch gefährlicheren Übel zu begegnen«.

Die Gefahr, so sahen es damals viele, war nicht nur, dass Kinder zu Leidtragenden wurden, weil die Impfstoffe schlecht waren, sondern dass weitere Kinder Opfer der Pocken werden könnten, weil ihre Eltern aus nachvollziehbaren Gründen die Impfung verweigerten. In Camden starben in direkter Folge auf die Impfung insgesamt neun Kinder an Tetanus, 15 Menschen – niemand von ihnen frisch geimpft – starben an den Pocken. Willrich schreibt: »Als die Epidemie im Frühjahr wieder abebbte, waren die Pocken in Camden letztlich doch verheerender gewesen als die Impfung.«

Seite 160 *Es gibt eine Datenbank, in der landesweit Berichte über Impfnebenwirkungen gesammelt werden*: Im sogenannten »Vaccine Adverse Event Reporting System« (VAERS) werden Berichte über »unerwünschte Ereignisse« als Folge von Impfungen gesammelt (alles von Fieberschüben und Ausschlägen über Krampfanfälle bis hin zur Anaphylaxie). Gelegentlich wird dieses System als vollständige Datenbank für Impfnebenwirkungen missverstanden, denn eigentlich soll es ein passives Überwachungsinstrument sein, das bei Häufungen sich ähnelnder Berichte die weitergehende Untersuchung durch die CDC auslöst. Jeder und jede kann Berichte an das VAERS schicken, auch Eltern oder mit Körperverletzungsdelikten befasste Rechtsanwälte, weswegen in dieser Datenbank unweigerlich auch Berichte über mit Impfungen nicht in Zusammenhang stehende Vorfälle landen: Da wurden auch schon im Anschluss an Impfungen erfolgte Selbstmorde oder Autounfälle ans VAERS gemeldet – oder die Verwandlung eines Mannes in den Unglaublichen Hulk.

Im Juli 1999 lösten 15 Berichte über Babys, die, nachdem ihnen ein neuer Impfstoff gegen Rotaviren gespritzt worden war (RotaShield; nicht der von Paul Offit miterfundene Rotavirus-Impfstoff) eine seltene, Intussuszeption genannte Form von Darmverschluss hatten, Alarm bei den Mitarbeitern der CDC aus. Die Impfung für Säuglinge war von den CDC selbst empfohlen worden, schließlich sind Rotaviren allein in den USA jährlich für 70 000 Krankenhauseinweisungen und 60 Todesfälle verantwortlich. Als VAERS den Verdacht auf ein mögliches Problem lenkte, hoben die CDC die Empfehlung des Impfstoffs temporär auf und strengten eine Untersuchung an. Zu diesem Zeitpunkt war der betreffende Impfstoff erst ein knappes Jahr erhältlich. Im Oktober kamen Wissenschaftler zu dem Schluss, dass Kinder, die diesen Impfstoff erhielten, mit einer 25-mal höheren Wahrscheinlichkeit eine Intussuszeption entwickelten als nicht geimpfte Kinder, und der Impfstoff wurde vom Markt genommen. Das Risiko einer Intussuszeption lag nach der Impfung bei ungefähr 1:10 000, und VAERS hatte es möglich gemacht, dieses Risiko innerhalb weniger Monate zu identifizieren.

Seite 166 *Aus dem Zusammenhang gerissen kann man bei manchen der zur Impfstoffproduktion benötigten Komponenten – Humanalbumin, Proteinbruchstücke aus menschlichen Zellen, Rest-DNA – den Eindruck bekommen, dass uns Körperabfälle injiziert werden*: Diese Beispiele habe ich den vielen Listen mit Impfstoffbestandteilen in Robert Sears' *The Vaccine Book* entnommen.

Seite 167 *»Steht das Immunsystem im Zentrum einer Neuauflage des Sozialdarwinismus, weil es die Unterscheidung in Menschen unterschiedlicher ›Qualität‹ ermöglicht?«, fragt die Anthropologin Emily Martin*: Martin stellt diese Frage nicht im spezifischen Zusammenhang mit Schutzimpfungen, sondern im weiteren Kontext der Einstellung von US-AmerikanerInnen zu Krankheit und Gesundheit im Allgemeinen. Die zitierte Frage stellt sie zu Beginn des letzten Kapitels in ihrem Buch *Flexible Bodies: Tracking Immunity in American Culture – From the Days of Polio to the Age of AIDS*. Die Fragestellung ergibt sich für sie aus ihrer Beschäftigung mit Aids und anderen neu aufgetretenen Krankheiten sowie mit den zeitgenössischen Ausprägungen von Kapitalismus und Rassismus. Martin schreibt: »Für mich liegt auf der Hand, dass unser Verständnis von ›Gesundheit‹ in direktem Zusammenhang steht mit den Fragen zu Überleben oder Untergang der sozialen Ordnung.«

Seite 168 *Siddhartha Mukherjees Biografie des Krebses …, in der der Autor behauptet, das Leben an sich sei krebserregend, ja, der Krebs sei eins mit uns*: In *Der König aller Krankheiten* schreibt Mukherjee: »Wir betrachten den Krebs oft als ›moderne‹ Krankheit, weil seine Metaphern so modern sind.« Und führt weiter aus: »Das hat mehrere Gründe. Krebs ist eine altersbedingte Krankheit – manchmal auf exponentielle Weise. Das Brustkrebsrisiko zum Beispiel beträgt bei einer dreißigjährigen Frau ungefähr 1 zu 400, bei einer siebzigjährigen bereits 1 zu 9.« Und: »Die Ärzte des neunzehnten Jahrhunderts brachten Krebs häufig mit Zivilisation in Verbindung: Krebs, so ihre Annahme, sei vom rasenden Tempo und Chaos des modernen Lebens verursacht, das auf irgendeine Weise ein krankhaftes Wuchern im Körper auslöse. Die Verbindung war korrekt, nicht aber die Kausalität: Nicht die Zivilisation führte zur Verbreitung von Krebs, sondern die steigende Lebenserwartung des Menschen – die Zivilisation hat ihn *aufgedeckt*.«

Seite 170 Der »Vaccine Court« als nationaler Impfgerichtshof wurde in den USA 1986 mit dem »National Childhood Vaccine Injury Act« ins Leben gerufen, jenem Gesetz, das auch die unabhängige Kontrolle der Impfstoffsicherheit durch das Institute of Medicine einführte sowie das schon erwähnte VAERS-System, das Berichte über Impfschäden zusammenträgt.

Die Kette von Ereignissen, die zu diesem Gesetzgebungsverfahren führte, begann 1981, als ein britischer Student die Vermutung äußerte, die Ganzkeim-Pertussis-Komponente des DTP-Impfstoffs (Diphtherie, Tetanus, Pertussis), die mittlerweile von einer azellulären Pertussis-Komponente (ap) ersetzt wurde, könne bleibende Hirnschäden hervorrufen. Wie Paul Offit in seinem Buch *Deadly Choices* ausführt, konnte sich diese Vermutung in einer ganzen Reihe von Anschlussstudien – eine wurde von Neuropathologen durchgeführt, eine von Epidemiologen in Dänemark und eine in den USA, mit über 200 000 beteiligten Kindern – nicht bewahrheiten, aber da war die Angst vor dem DTP-Impfstoff längst in den USA angekommen. Ein TV-Dokumentarfilm von 1984 verstärkte die Ängste mit Bildern von schwerstbehinderten Kindern und Experteninterviews, in denen es hieß, dass »die Gefahr noch weitaus größer sein könnte, als bislang von den Ärzten zugegeben«. Die landesweite Ausstrahlung dieses Films führte zu einem massiven Anstieg der Klagen gegen Pharmaunternehmen.

Arthur Allen schreibt: »Bis 1985 wurden vor US-Gerichten 219 Klagen gegen den Keuchhusten-Impfstoff verhandelt, dabei ging es bei jedem einzelnen Prozess um eine Schadenersatzforderung von durchschnittlich 26 Millionen Dollar. Als die Klagewelle 1981 einsetzte, war der Markt für Keuchhusten-Impfstoffe in den USA insgesamt nur 2 Millionen schwer.« Aus Haftungsgründen stoppte eines der drei Unternehmen, die den betreffenden Dreifach-Impfstoff produzierten, den Vertrieb, ein weiteres stellte die Produktion ganz ein. 1986 kündigte der letzte noch verbliebene Impfstoffhersteller an, nicht mehr länger in der Produktion zu bleiben.

Bei einer Anhörung vor dem Senat im Jahr 1984 forderte eine Elterngruppe, die sich später als *National Vaccine Information Center* organisieren sollte (s. Anmerkung zu S. 93 und S. 147), die Regierung auf, die Beforschung unerwünschter Impfnebenwirkungen voranzutreiben, Ärzte dazu zu verpflichten, Impfschäden an eine zentrale Datenbank zu melden, und ein Kompensationsprogramm für Kinder aufzusetzen, die tatsächlich schwere Impfschäden davongetragen hatten. In der Hoffnung, nicht nur der Impfstoffknappheit, sondern auch den Ängsten zu begegnen, die zu den diese Knappheit mitverursachenden Rechtsstreitigkeiten geführt hatten, wurde ein Gesetz verabschiedet, das den Forderungen der Eltern weitestgehend entsprach. Dieses Gesetz sollte die Interessen der Impfstoffhersteller und der Eltern gleichermaßen wahren – aber weder die einen noch die anderen fanden es gut, was vorauszusehen gewesen war.

Der National Childhood Vaccine Injury Act sah vor, dass im Falle eines Impfschadens nicht der Hersteller, sondern der Staat zu verklagen sei. Was den Eltern nicht gefiel, denn sie befürchteten, die Hersteller so aus der Haftung für die Sicherheit ihrer Produkte zu entlassen. Außerdem sah das Gesetz vor, dass Eltern von geschädigten Kindern auch dann Anspruch auf Entschädigung haben, wenn nicht eindeutig bewiesen werden kann, dass der Schaden von einem Impfstoff verursacht wurde. Das wiederum fanden die Hersteller nicht gut, die ihre Produkte mit Nebenwirkungen assoziiert sahen, die sie gar nicht verursacht hatten.

Seite 173 *Außerdem sind, wie der Mediziner John Ioannidis bemerkt hat, »die meisten der veröffentlichten Forschungsergebnisse falsch«*: Ioannidis' 2005 veröffentlichter Aufsatz »Why Most Published Research Findings Are False« (in etwa: »Warum die meisten publizierten Forschungsergebnisse falsch sind«), der im *Boston Globe* als »Kult-Klassiker mit sofortiger Wirkung« beschrieben wurde, hat mehr Downloads bekommen als jedes andere in der Zeitschrift *PLOS Medicine* je veröffentlichte Papier. Beide Wissenschaftler, die mein Buch in Auszügen gelesen haben, äußerten die Sorge, es könne irreführend sein, wenn ich Ioannidis' provokanten Titel zitiere, ohne mehr Kontext zu liefern. Einer der beiden wies mich darauf hin, dass die Datenlage in den meisten veröffentlichten Forschungsprojekten schon richtig sei, die daraus gezogenen Schlussfolgerungen aber oft nicht korrekt. Er fand, der treffendere Titel wäre gewesen: »Warum die meisten publizierten Forschungsergebnisse Nachbesserung brauchen«.

In ihrer Studie »Die meisten publizierten Forschungsergebnisse sind zwar falsch – aber Replikation kann eine große Hilfe sein« stellen CDC-Forscher Ramal Moonesinghe und Kollegen fest, dass die Wahrscheinlichkeit eines korrekten Forschungsergebnisses signifikant steigt, wenn schon viele andere Studien damit gearbeitet, an ihm weitergearbeitet haben. Bei Carl Sagan klingt das so: »Die Wissenschaft profitiert von Irrtümern, indem sie einen nach dem anderen ausmerzt.«

Seite 176 *Der Wissenschaftler Richard Feynman erinnert uns daran, dass »ein Wissenschaftler niemals sicher sein kann«*: Vor dem Hintergrund des Beitrags, den er zur Erfindung der Atombombe geleistet hat, hatte Feynman sicher schon häufiger Gelegenheit, sich unsicher zu sein.

Seite 176 Keats: »Schönheit ist Wahrheit, Wahrheit schön – so viel / Wisst ihr auf Erden, und dies Wissen reicht.«

Seite 178 Kinder mit Hühnerei-Allergie können auf den Impfstoff reagieren, weil er in Eiern gewonnen wird: Inzwischen weiß ich, dass auch Kinder mit Hühnerei-Allergie gefahrlos gegen die Grippe geimpft werden können. Mein Sohn zumindest hat die Impfung bekommen – trotz Allergie.

Seite 184 Die Wintergrippeimpfung unterscheidet sich in vielerlei Hinsicht von anderen Impfstoffen, vor allem deswegen, weil sie im Großen und Ganzen nicht ganz so wirksam ist. Was daran liegt, dass

Grippeviren sehr veränderlich sind und die Grippe jedes Jahr von einem anderen Virenstamm ausgelöst wird. Um im Vorfeld der Grippesaison einen Impfstoff zu entwickeln, müssen Wissenschaftler eine auf Sachkenntnis gestützte Vermutung darüber anstellen, welcher Erregerstamm als Nächstes aktiv werden wird. Im Normalfall haben sie bei dieser Vermutung eine hohe Treffgenauigkeit. Aber auch geimpfte Personen können eben von anderen, vom Impfstoff nicht abgedeckten Stämmen infiziert werden. Was einige schlussfolgern lässt, der Impfstoff sei dysfunktional. Aber er funktioniert. Sogar in Jahren, in denen er nicht hundertprozentig auf die momentan im Umlauf befindlichen Erregerstämme passt, reguliert er bei geimpften Personen die Schwere der Erkrankung und reduziert das Auftreten der Krankheit in der Gesamtbevölkerung. Und schon mehrfach gegen die Grippe geimpfte Menschen können kumulativ immun sein gegen verschiedene Grippevirenstämme.

Sowohl die Wirksamkeit des Grippeimpfstoffs als auch die Aggressivität der Grippeviren ändert sich von Jahr zu Jahr, was die persönliche Risikobewertung schwierig macht. Die Viren können mehrere Jahre in Folge schwach ausfallen und eher leichtere Erkrankungen hervorrufen, um dann plötzlich als deutlich gefährlicherer Stamm wieder aufzutreten.

Seite 186 Die Baseball-Regeln habe ich meinem Sohn an einem Frühlingstag beigebracht, als wir am Strand mit einem Ball und einem Plastikschläger spielten. Nach seinem ersten »Out!« begann er zu begreifen, dass wir nicht mit-, sondern gegeneinander spielten. »Du bist also der Böse«, sagte er mit verschlagenem Grinsen. Er hatte vor kurzem Superhelden und die schlichte Unterscheidung in Böse und Gut entdeckt. Diese Unterscheidung hatte große Anziehungskraft auf ihn, aber genauso war er fasziniert von dem Wort Renegat, das ich definiert hatte als »jemand, der aus Gründen, die er selbst richtig findet, die Regeln bricht«. »Ich bin auch manchmal ein Renegat«, beichtete er mir. »Ich bin weder der Böse noch der Gute«, sagte ich zu ihm. »Ich bin einfach nur in der anderen Mannschaft.« Über diese lahme Argumentation musste er lachen. Ich warf den Ball, und er traf nicht. »Netter Versuch, bad guy!«, sagte er leutselig zu mir, als er den Schläger an mich abgab. Auch wenn er das Spiel noch nicht so ganz verstanden hatte, hatte er doch begriffen, dass ich mir genauso wie er selbst gewünscht hätte, dass er den Ball getroffen hätte. Eigentlich waren wir doch gar nicht in verschiedenen Mannschaften, sondern spielten zusammen.

Seite 188 Das Gedicht »Dichtung« von Marianne Moore beginnt so: »Ich mag sie auch nicht: das Wesentliche liegt abseits / von solchem Gefasel. / Liest man sie mit voller Verachtung durch / so entdeckt man / daß hier trotz allem Raum ist für Echtes.« (In: *Gedichte. Eine Auswahl.* Wiesbaden: Limes 1954, S. 35).

Ausgewählte Quellen

Anmerkung der Autorin: In meine Recherche zum Thema Immunität sind Hunderte von Zeitungsartikeln, zahllose wissenschaftliche Aufsätze, Dutzende Bücher, viele Blog Posts, einige Gedichte, mehrere Romane, ein Immunologie-Lehrbuch, eine Handvoll Mitschriften, stapelweise Magazin-Ausrisse und viele Essays eingeflossen. Eine vollständige Liste aller der von mir verwendeten Quellen wäre an dieser Stelle etwas unhandlich, aber ich möchte zumindest diejenigen erwähnen, die für meine Arbeit zentral waren. In der nachfolgenden Liste finden sich die Texte, aus denen ich ohne vollständigen Nachweis zitiert habe, sowie jene Texte, denen ich am meisten zu Dank verpflichtet bin, weil ich durch sie Dinge erfahren und Anregungen bekommen habe.

Seite 14 **In jenem Herbst schrieb Michael Specter in einem Artikel im** New Yorker ... **weil er kein Argument für Skepsis der Impfung gegenüber gelten ließ:** Michael Specter, »The Fear Factor«, *New Yorker*, 12. Oktober 2009.

Seite 18 **Die Fähigkeit, solch einfache Metaphern zu bilden und zu verstehen ... »und unser Denken und Handeln sind geprägt von unseren Metaphern«:** James Geary, *I Is an Other: The Secret Life of Metaphor and How It Shapes the Way We See the World* (New York: Harper, 2011), S. 155, 19, 100.

Seite 19 **»für Mädchen in diesem zarten Alter nicht angemessen«:** Brian Brady, »Parents Blick Plans to Vaccinate Nine-Year-Olds against Sex Virus«, *Scotland on Sunday*, 7. Januar 2007.

Seite 19–21 **Im 19. Jahrhundert behielt man von einer Impfung ... blieb das Problem bakterieller Infektion bestehen:** Nadja Durbach, *Bodily Matters: The Anti-Vaccine Movement in England, 1853–1907* (Durham, NC: Duke University Press, 2005), S. 132, 118, 138 f.

Seite 23 **»Denk daran, mein Freund ... vor nicht allzu langer Zeit als Hexenmeister verbrannt hätte.«:** Bram Stoker, *Dracula* (Frankfurt a. M.: Insel, 1988/2011), S. 279, 281.

Seite 24 **»Wer ist denn eines Menschen Nächster?«:** Sören Kierkegaard, *Der Liebe Tun*, Band 1 (Gütersloh: Gütersloher Verlagshaus, 1983), S. 25.

Seite 27–30 **Herdenimmunität:** Paul Fine, »Herd Immunity: History, Theory, Practice«, *Epidemiologic Reviews,* Juli 1993; Paul Fine, »›Herd Immunity‹: A Rough Guide«, *Clinical Infectious Diseases,* April 2011.

Seite 30 **»(stillschweigenden) Glauben an die kollektive Weisheit der Wissenschaftler«:** James Surowiecki, *Die Weisheit der Vielen. Warum Gruppen klüger sind als Einzelne* (München: C. Bertelsmann, Kindle Edition, 2009).

Seite 33 **in einem Artikel in der Zeitschrift *Mothering* … »die zu bekommen es für sie so gut wie keine Wahrscheinlichkeit gibt«:** Jennifer Margulis, »The Vaccine Debate«, *Mothering,* Juli 2009.

Seite 33/34 **Hepatitis B:** Paul Offit, *Deadly Choices* (New York: Basic Books, 2011), S. 64–67; Stanley Plotkin et al., *Vaccines,* 6th ed. (New York: Elsevier, 2012), S. 205–234; Gregory Armstrong et al., »Childhood Hepatitis B Virus Infections in the United States before Hepatitis B Immunization«, *Pediatrics,* November 2001.

Seite 34 **»die archaische Idee einer verdorbenen Gemeinschaft …«:** »Aids und seine Metaphern«. In: Susan Sontag, *Krankheit als Metapher. Aids und seine Metaphern* (Frankfurt a. M.: Fischer, 2003), S. 111.

Seite 34/35 **Als 1898 die letzte USA-weite Pockenepidemie ausbrach … Die Armen wurden zum Schutz der Privilegierten in die Pflicht genommen:** Michael Willrich, *Pox: An American History* (New York: Penguin, 2011), S. 41, 5, 58.

Seite 35/36 **Impfdebatten wurden und werden … waren es sie allein, die diese Verletzlichkeit artikulierten:** Nadja Durbach, *Bodily Matters: The Anti-Vaccine Movement in England, 1853–1907* (Durham, NC: Duke University Press, 2005), S. 83.

Seite 36 **Eine Analyse von Daten der US-Gesundheitsbehörde CDC aus dem Jahr 2004:** P. J. Smith et al., »Children Who Have Received No Vaccines: Who Are They and Where Do They Live?«, *Pediatrics,* Juli 2004.

Seite 39 **Wir brauchen Keime. … Kinderkrankheit, die es schafft, Allergien zu verhindern:** David Strachan, »Family Size, Infection, and Atopy: The First Decade of the Hygiene Hypothesis«, *Thorax,* August 2000.

Seite 39 **die Masse an Keimen und Bakterien in unserer Umwelt … jene Bakterien, die unsere Haut, Lunge und Nase, unseren Hals und Magen besiedeln:** Graham Rock, »A Darwinian View of the Hygiene or ›Old Friends‹ Hypothesis«, *Microbe,* April 2012.

Seite 40/41 **In einem Teelöffel Meerwasser zum Beispiel befinden sich ungefähr eine Million unterschiedlicher Viren … »Es gibt kein wir vs. sie«:** Carl Zimmer, *A Planet of Viruses* (Chicago: University of Chicago Press, 2011), S. 47–52.

Seite 43/44 **Triclosan:** Alliance for the Prudent Use of Antibiotics, »Triclosan«, Januar 2011; Jia-Long Fang et al., »Occurence, Efficacy,

Metabolism, and Toxicity of Triclosan«, *Journal of Environmental Science and Health*, 20. September 2010.

Seite 44–46 **Eine unter natürlichen Bedingungen auftretende Masern-, Mumps-, Röteln- oder Grippeinfektion … die Theorie, dass der MMR-Impfstoff Autismus verursache, zu »verwerfen«:** Ellen Clayton et al., »Adverse Effects of Vaccines: Evidence and Causality«, Institute of Medicine, 25. August 2011.

Seite 46–50 **Risikobewertung/-einschätzung:** Cass Sunstein, »The Laws of Fear«, *Harvard Law Review*, Februar 2002; Paul Slovic, »Perception of Risk«, *Science*, April 1987.

Seite 48 **Die Theoretikerin Eve Sedgwick hat die Beobachtung gemacht …: »Paranoia weiß über manches sehr gut und über anderes sehr schlecht Bescheid«:** Eve Sedgwick, »Paranoid Reading and Reparative Reading, or, You're So Paranoid, You Problably Think This Essay Is About You«, in *Touching Feeling: Affect, Pedagogy, Performativity* (Durham, NC: Duke University Press, 2003), S. 130 f.

Seite 49/50 ***Begriff der intuitiven Toxikologie* … halten viele Menschen in der Natur vorkommende Chemikalien für wesentlich weniger schädlich als industriell hergestellte:** Paul Slovic, *The Perception of Risk* (London: Earthscan Publications, 2000), S. 310 f.

Seite 52 **»Je künstlicher eine menschliche Umwelt wird, um so mehr wird das Wort ›natürlich‹ offenkundig zu einem Ausdruck der Wertschätzung«:** »Mit der Natur im Bunde«. In: Wendell Berry, *Leben mit Bodenhaftung* (Stücken: Erich Degreif Verlag, 2000), S. 150, 164.

Seite 52/53 **»In der pharmazeutischen Welt … die aus chemischen Bestandteilen gewonnen werden«:** Jane S. Smith, *Patenting the Sun: Polio and the Salk Vaccine* (New York: Morrow, 1990), S. 221.

Seite 53 **»Wahrscheinlich sind wir eigentlich ständig leicht krank … aber richtig schwer erkranken tun wir doch nur sehr selten«:** Emily Martin, *Flexible Bodies: Tracking Immunity in American Culture – from the Days of Polio to the Age of AIDS* (Boston: Beacon, 1994), S. 107.

Seite 53 **»Die erste dokumentierte Epidemie – möglicherweise handelte es sich um die Schweinegrippe – wütete 1493«:** Charles Mann, *Kolumbus' Erbe. Wie Menschen, Tiere, Pflanzen die Ozeane überquerten und die Welt von heute schufen* (Reinbek bei Hamburg: Rowohlt E-Book, 2013).

Seite 54 **»Die Geschichte der letzten Jahrhunderte hat düstere Kapitel«:** Rachel Carson, *Der stumme Frühling* (München: C. H. Beck, 1983), S. 94, 50, 78, 267, 22.

Seite 55/56 **ist DDT nicht eins zu eins das, was Carson befürchtete … nicht alles mit absoluter Korrektheit dargestellt:** Robert Zubrin, »The Truth about DDT and *Silent Spring*«, *New Atlantis*, 27. September 2012.

Seite 56/57 **»Nur wenige Bücher … das Schlimmste, was den armen Ländern zum Thema Malaria je passiert ist«:** Tina Rosenberg, »What the World Needs Now Is DDT«, *New York Times*, 11. April 2004.

Seite 57 **»Infektionskrankheiten sind eine systematische Entwendung von Humankapital«:** »Disease Burden Links Ecology to Economic Growth«, *Science Daily*, 27. Dezember 2012.

Seite 57 **»Der reinste Katalog an Krankheiten!«:** Nancy Koehn, »From Calm Leadership, Lasting Change«, *New York Times*, 27. Oktober 2012.

Seite 62 **ein »Gegensatz, der beide zu zerstören droht«:** »Mit der Natur im Bunde«. In: Wendell Berry, *Leben mit Bodenhaftung* (Stücken: Erich Degreif Verlag, 2000), S. 164.

Seite 62 **den von der Wissenschaftsphilosophin Donna Haraway geprägten Begriff der »problematischen Dualismen«:** »Ein Manifest für Cyborgs«. In: Donna Haraway, *Die Neuerfindung der Natur. Primaten, Cyborgs und Frauen* (Frankfurt a. M.: Campus, 1995), S. 67, 40.

Seite 64 **»Wir sind nie Mensch gewesen«:** Donna Haraway, *When Species Meet* (Minneapolis: University of Minnesota Press, 2008), S. 165.

Seite 66–68 **Variolation**: Donald Hopkins, *The Greatest Killer: Smallpox in History* (Chicago: University of Chicago Press, 1983, 2002), S. 247–250; Arthur Allen, *Vaccine: The Controversial Story of Medicine's Greatest Lifesaver* (New York: Norton, 2007), S. 25–33, 46–49.

Seite 68 **»Zwanzigtausend Personen, welche 1723 zu Paris an den Kinderblattern starben«:** Voltaire, *Briefe des Herrn de Voltaire die Engländer und anderes betreffend* (Berlin: Eulenspiegel, 1987), S. 47.

Seite 69–71 **Konferenz über »Immunosemiotik«:** Eli Sercarz et al., *The Semiotics of Cellular Communication in the Immune System* (Berlin: Springer Verlag, 1988) v–viii, S. 25, 71.

Seite 70/71 **Als die Anthropologin … bis hin zu einer wachsamen Mutter:** Emily Martin, *Flexible Bodies, Tracking Immunity in American Culture – from the Days of Polio to the Age of AIDS* (Boston: Beacon, 1994), S. 96, 75, 4.

Seite 74 **das grundlegende Funktionieren des Immunsystems:** Thomas Kindt et al., *Kuby Immunology*, 6th ed. (New York: W. H. Freeman, 2007), S. 1–75.

Seite 77 **»davon aus, dass Kinder bis zum Erwachsenenalter überleben«:** Ellen Clayton et al., »Adverse Effects of Vaccines: Evidence and Causality«, *Institute of Medicine*, 2011.

Seite 84 **»Die Weiber im Tscherkessenland«:** Voltaire, *Briefe des Herrn de Voltaire die Engländer und anderes betreffend* (Berlin: Eulenspiegel, 1987), S. 43, 47, 44.

Seite 84–89 **Frauen und Medizin:** Barbara Ehrenreich und Deirdre English, *For Her Own Good: Two Centuries of Esperts' Advice to Women* (New York: Anchor Books, 1978, 2005), S. 37–75, 51.

Seite 86 **Anstand und Tradition … wurde von den Medizinern allerdings auf zu enge Unterröcke, zu große Sorgen und Verderbtheit der**

Sitten geschoben: Tina Cassidy, *Birth: The Surprising History of How We Are Born* (New York: Grove, 2006), S. 27–41, 56–59.

Seite 86/87 **Auch heute noch ... »Was nicht viral oder bakteriell ist, muss die Mutter sein«:** Janna Malamud Smith, »Mothers: Tired of Taking the Rap«, *New York Times*, 10. Juni 1990.

Seite 87/88 **Wakefield:** Andrew Wakefield et al., »Ileal-lymphoid-nodular Hyperplasia, Non-Specific Colitis, and Pervasive Developmental Disorder in Children«, *Lancet*, 28. Februar 1998; Editors of the Lancet, »Retraction: Ileal-lymphoid-nodular Hyperplasia, Non-Specific Colitis, and Pervasive Developmental Disorder in Children«, *Lancet*, 6. Februar 2010; Brian Deer, »MMR – The Truth Behind the Crisis«, *Sunday Times*, 22. Februar 2004; General Medical Council, »Fitness to Practise Panel Hearing«, 28. Januar 2010; Cassandra Jardine, »Dangerous Maverick or Medical Martyr?«, *Daily Telegraph*, 29. Januar 2010; Clare Dyer, »Wakefield Was Dishonest and Irresponsible over MMR Research, says GMC«, *BMJ*, Januar 2010.

Seite 88 **»wiederholt die grundlegenden Prinzipien der medizinischen Forschung verletzt ... vor allem auf die von Eltern gezogene Verbindungslinie zwischen Krankheit und Impfstoff«:** Sarah Boseley, »Andrew Wakefield Struck Off Register by General Medical Council«, *Guardian*, 24. May 2010.

Seite 90 **»Unrein! Unrein!«:** Bram Stoker, *Dracula* (Frankfurt a. M.: Insel, 1988/2011), S. 410.

Seite 91 **»Er war einfach zu sauber«:** Emily Martin, *Flexible Bodies, Tracking Immunity in American Culture – from the Days of Polio to the Age of AIDS* (Boston: Beacon, 1994), S. 203.

Seite 92/93 **Unsere Muttermilch ... »bei DDT-Rückständen und Weichmachern die Obergrenzen der Lebensmittelsicherheitsbestimmungen in Teilen sicher überschritten«:** Florence Williams, »Toxic Breast Milk?«, *New York Times*, 9. Januar 2005.

Seite 93 **»Biologika mit unbekannter Toxizität ... kumulativen toxischen Effekten«:** Jason Fagone, »Will This Doctor Hurt Your Baby?«, *Philadelphia Magazine*, Juni 2009; Barbara Loe Fisher, »NVIC Says IOM Report Confirms Order for Mercury-Free Vaccines«, nvic.org, 1. Oktober 2001; Barbara Loe Fisher, »Thimerosal and Newborn Hepatitis B Vaccine«, nvic.org, 8. Juli 1999.

Seite 101/102 **»Wer bestimmte Augenblicke der Geschichte ... die meisten der modernen Vampire haben es gar nicht so sehr mit Sex, sondern vielmehr mit Macht«:** Margot Adler, »For the Love of Do-Good Vampires: A Bloody Book List«, National Public Radio, 18. Februar 2010.

Seite 103 **Heute existiert das Pockenvirus ... »beschert dem Virus seine ganz eigene Unsterblichkeit«:** Carl Zimmer, *A Planet of Viruses* (Chicago: University of Chicago Press, 2011), S. 85–87.

Seite 105–107 **In Nigeria kam der Anti-Polio-Feldzug ... von einer in**

einem muslimischen Land ansässigen Firma hergestellten Polioimpfstoff die Zulassung erteilten: Maryam Yahya, »Polio Vaccines – ›No Thank You!‹: Barriers to Polio Eradication in Northern Nigeria«, *African Affairs*, April 2007.

Seite 107/108 **Polio in Nigeria und Pakistan**: Jeffrey Kluger, »Polio and Politics«, *Time*, 14. Januar 2013; Declan Walsh, »Taliban Block Vaccinations in Pakistan«, *New York Times*, 19. Juni 2012; Maryn McKenna, »File under WTF: Did the CIA Fake a Vaccination Campaign?«, Suberbug: Wired Science Blogs, wired.com, 13. Juli 2011 (http://www.wired.com/wiredscience/2011/07/wtf-fake-vaccination/); Donald McNeil, »CIA Vaccine Ruse May Have Harmed the War on Polio«, *New York Times*, 10. Juli 2012; Svea Closser, »Why We Must Provide Better Support for Pakistan's Female Frontline Health Workers«, *PLOS Medicine*, Oktober 2013; Aryn Baker, »Pakistani Polio Hits Syria, Proving No Country Is Safe Until All Are«, Time.com, 14. November 2013.

Seite 110 **Minamata**: Seth Mnookin, *The Panic Cirus: A True Story of Medicine, Science, and Fear* (New York: Simon & Schuster, 2011), S. 120 ff.

Seite 110 **Thiomersal**: Walter Orenstein et al., »Global Vaccination Recommendations and Thimerosal«, *Pediatrics*, Januar 2013.

Seite 111 **»signifikante Abkehr« … »tiefgreifende Unterschiede«**: Louis Cooper et al., »Ban on Thimerosal in Draft Treaty on Mercury: Why the AAP's Position in 2012 Is So Important«, *Pediatrics*, Januar 2013.

Seite 112 **Ein 2013 in der Zeitschrift** Pediatrics **erschienener Artikel**: Katherine King et al., »Global Justice and the Proposed Ban on Thimerosal-Containing Vaccines«, *Pediatrics*, Januar 2013.

Seite 114 **»Indem der Kapitalist Geld in Waren verwandelt …«**: Karl Marx, *Das Kapital I*, Dritter Abschnitt, Fünftes Kapitel (Frankfurt a. M.: Ullstein, 1969), S. 164.

Seite 115 **»gefälschte Pandemie«**: Fiona Macrae, »The ›False‹ Pandemic: Drug Firms Cashed in on Scare over Swine Flu, Claims Euro Health Chief«, dailymail.co.uk, 17. Januar 2010.

Seite 115/116 **Als ich den von diesen Experten verfassten Bericht las … »Ethos öffentlicher Gesundheitsvorsorge aus dem Blick: Krankheiten zu verhindern und Leben zu retten«**: »Report of the Review Committee on the Functioning of the International Health Regulations (2005) in Relation to Pandemic (H1N1) 2009«, World Health Organization, 5. Mai 2011.

Seite 115 **»Kritik gehört einfach zu jedem Krankheitsausbruch«**: Jonathan Lynn, »WHO to Review Its Handling of the H1N1 Flu Pandemic«, Reuters, 12. Januar 2010.

Seite 117 **»Wie das Kapital wird auch Dracula ins stetige Wachstum gezwungen«**: Franco Moretti, »The Dialectic of Fear«, *New Left Review*, November 1982.

Seite 118 **»Der Missbrauch der Kriegsmetaphorik«:** »Aids und seine Metaphern«. In: Susan Sontag, *Krankheit als Metapher. Aids und seine Metaphern* (Frankfurt a. M.: Fischer, 2003), S. 83.

Seite 118 **Als die Gesundheitsbehörde CDC eine geschätzte Zahl der Schweinegrippe-Opfer von 2009 veröffentlichte:** F. S. Dawood et al., »Estimated Global Mortality Associated with the First 12 Months of 2009 Pandemic Influenza A H1N1 Virus Circulation: A Modelling Study«, *Lancet Infectious Diseases*, 26. Juni 2012.

Seite 119 **»Wenn die Weißen uns wirklich vernichten wollten, könnten sie das doch viel einfacher haben: Sie müssen nur unsere Cola vergiften«:** Maryam Yahya, »Polio Vaccines – ›No Thank You!‹: Barriers to Polio Eradication in Northern Nigeria«, *African Affairs*, April 2007.

Seite 121–128 **Paternalismus und Maternalismus:** Michael Merry, »Paternalism, Obesity, and Tolerable Levels of Risk«, *Democracy & Education 20*, Nr. 1, 2012; John Lee, »Paternalistic, Me?«, *Lancet Oncology*, Januar 2003; Barbara Peterson, »Paternalism as a Viable Alternative to the Risks Imposed Tolerable of Risk«, *Democracy & Education 20*, No. 1, 2012; Mark Sagoff, »Trust Versus Paternalism«, *American Journal of Bioethics*, Mai 2013.

Seite 122 **»Wenn man den Leuten immer wieder sagt, dass alles Markt ist ... Einknicken der Professionalität vor der Verbrauchernachfrage ein«:** Paul Offit, *Do You Believe in Magic? The Sense and Nonsense of Alternative Medicine* (New York: Harper, 2013), S. 249.

Seite 130–134 **»Dr. Bob's Selective Vaccine Schedule« ... »verlässlich wissen, welche Nebenwirkungen tatsächlich mit einer Impfung in Zusammenhang stehen«:** Robert Sears, *The Vaccine Book: Making the Right Decision for Your Child* (New York: Little, Brown, 2011), S. 259, 225, 58, 77; Robert Sears, *The Vaccine Book: Making the Right Decision for Your Child* (New York: Little, Brown, 2007), S. 57.

Seite 131/132 **Masern:** Seth Mnookin, *The Panic Virus: A True Story of Medicine, Science, and Fear* (New York: Simon & Schuster, 2011), S. 19.

Seite 133 **Dr. Bob war der Arzt, der den Jungen nicht geimpft hatte:** Seth Mnookin, »Bob Sears: Bald-Faced Liar, Devious Dissembler, or Both?«, *The Panic Virus: Medicine, Science, and the Media* (Blog) PLOS.org, 26. März 2012.

Seite 133 **»Nicht ICH war der Kinderarzt, der den Masernausschlag bei dem Patienten sah ...«:** Robert Sears, »California Bill AB2109 Threatens Vaccine Freedom of Choice«, *Huff Post San Francisco, The Blog* (in den Kommentaren), 24. März 2012 (http://www.huffingtonpost.com/social/hp_blogger_Dr.%20Bob%20Sears/california-vaccination-bill_b_1355370_143503103.html).

Seite 133 **»Ich bin seit Jahren der Kinderarzt der betreffenden Familie ...«:** Robert Sears, »California Bill AB2109 Threatens Vaccine Freedom of Choice«, *Huff Post San Francisco, The Blog* (in den Kommentaren)

25. März 2012 (http://www.huffingtonpost.com/social/hp_blogger_Dr.%20Bob%20Sears/california-vaccination-bill_b_1355370_143586737.html).

Seite 137 **»Ich hänge Sie so lange am Hals auf, bis Sie tot sind!«:** Paul Offit, *Autism's False Prophets* (New York: Columbia University Press, 2008), S. xvii.

Seite 138/139 **Laut der Journalistin Amy Wallace hat Merck 2008 ... »100 000, das klingt, als ob ich ... Ein scheußliches Bild«:** Amy Wallace, »An Epidemic of Fear: How Panicked Parents Skipping Shots Endangers Us All«, *Wired*, 19. Oktober 2009.

Seite 142 **»natürliche Gemeinschaft, die vollkommen im Gleichgewicht ist«:** Rachel Carson, *Der stumme Frühling* (München: C. H. Beck, 1983), S. 74.

Seite 143 **eine beliebte Impfalternative ... das, »was sie für echt hielten«:** Nadja Durbach, *Bodily Matters: The Anti-Vaccine Movement in England, 1853–1907* (Durham, NC: Duke University Press, 2005), S. 20.

Seite 144 **»die Immunität in die eigenen Hände zu nehmen« ... eine »Bürgerwehr-Impfung«:** Donald McNeil, »Debating the Widom of ›Swine Flu Parties‹«, *New York Times*, 6. Mai 2009.

Seite 145/146 **Der Begriff des *conscientious objector* (vergleichbar mit dem *Verweigerer aus Gewissensgründen;* Anm. d. Übers.) ... »die Definition von Gewissen sei überaus schwierig«:** Nadja Durbach, *Bodily Matters: The Anti-Vaccine Movement in England, 1853–1907* (Durham, NC: Duke University Press, 2005), S. 171–197.

Seite 146/147 **George Washington und das Impfen:** Seth Mnookin, *The Panic Virus: A True Story of Medicine, Science, and Fear* (New York: Simon & Schuster, 2011), S. 27 ff.

Seite 147/148 **Frühe Impfgegner ... die nach diesen Gesetzen eventuell Ungleichbehandlung und Unterdrückung erfahren:** Michael Willrich, *Pox: An American History* (New York: Penguin, 2011), S. 330–336.

Seite 148 **Die einzige Impfung, die zur damaligen Zeit routinemäßig empfohlen wurde, ... »Impfaufstände waren damals alles andere als ungewöhnlich«:** Arthur Allen, *Vaccine: The Controversial Story of Medicine's Greatest Lifesaver* (New York: Norton, 2007), S. 111.

Seite 149 **»Für Kant war das Gewissen so etwas wie ein innerer Richter ...«:** Immanuel Kant, *Metaphysik der Sitten*, Werkausgabe Band VIII (Frankfurt a. M.: Suhrkamp, 1982), S. 573.

Seite 150 **Kant, erklärt sie mir, habe den inneren Richter einen »Herzenskündiger« genannt:** Immanuel Kant, *Metaphysik der Sitten* (Frankfurt a. M.: Suhrkamp Wissenschaft, 1977), S. 574.

Seite 151 **»Darf man Eltern denn vorwerfen ... Ich warne davor ...«:** Robert Sears, *The Vaccine Book: Making the Right Decision for Your Child* (New York: Little, brown, 2007), S. 220, 97.

Seite 153 **»Ich habe, biologisch gesehen, einen natürlichen Körper …«:** Elizabeth I: *Collected Works*, ed. Leah Marcus, Janel Mueller, and Mary Beth Rose (Chicago: University of Chicago Press, 2000), S. 52.

Seite 154 **»Das ist zweifellos der Grund für die Schwierigkeiten von Frauen …«:** Donna Haraway, *Die Neuerfindung der Natur. Primaten, Cyborgs und Frauen* (Frankfurt a. M.: Campus, 1995), S. 218.

Seite 155 **»eine Gesellschaft aus gänzlich eigennutzorientierten Mitgliedern eine Epidemie überwinden kann«:** Steve Bradt, »Vaccine Vacuum«, *Harvard Gazette*, 29. Juli 2010; Feng Fu et al., »Imitation Dynamics of Vaccination Behaviour on Social Networks«, *Proceedings of the Royal Society B*, Januar 2011.

Seite 155/156 **Die Haltung gegenüber dem Staat … auch die Meinung zum zweiten beeinflussen:** James Geary, *I Is an Other: The Secret Life of Metaphor and How It Shapes the Way We See the World* (New York: Harper, 2011), S. 127 ff.

Seite 156 **»Wenn das Denken die Sprache verdirbt«:** George Orwell, »Politics and the English Language«, *A Collection of Essays* (Orlando: Mariner Books, 1946, 1970), S. 167.

Seite 160 **»Im Herbst 1901 war vorschriftsmäßige Regelung noch eine kontrovers diskutierte Idee«:** Michael Willrich, *Pox: An American History* (New York: Penguin, 2011), S. 171.

Seite 161 **»In dieser alles umfassenden Verunreinigung der Umwelt«:** Rachel Carson, *Der stumme Frühling* (München: C. H. Beck, 1983), S. 18, 193.

Seite 162 **»Das ständig Gefahren ausgesetzte ›Immunsystem‹ … New-Age-Mystizismus entlehnt wurden«:** Michael Fitzpatrick, »Myths of Immunity: The Imperiled ›Immune System‹ Is a Metaphor for Human Vulnerability«, *Spiked*, 18. Februar 2002.

Seite 162 **»Warum wurde der Begriff *Immunsystem*« … viele verschiedene Bedeutungen zu haben:** Anne-Marie Moulin, »Immunology Old and New: The Beginning and the End«, in: *Immunology 1930–1980*, ed. Pauline Mazumdar (Toronto: Wall & Thompson, 1989), S. 293 f.

Seite 162/163 **Zusätzliche Bedeutung bekam das Immunsystem … wird die Aufgabe, alle Faktoren zu kontrollieren, die Einfluss nehmen könnten auf die eigene Gesundheit, zur Überforderung:** Emily Martin, *Flexible Bodies, Tracking Immunity in American Culture – from the Days of Polio to the Age of AIDS* (Boston: Beacon, 1994), S. 235, 229.

Seite 164 **»Jeder, der geboren wird, besitzt zwei Staatsbürgerschaften«:** Susan Sontag, *Krankheit als Metapher. Aids und seine Metaphern* (Frankfurt a. M.: Fischer, 2003), S. 9, 86, 132.

Seite 168 **»Warum nur kommen eine halbe Million unschuldiger Neugeborener und Kinder ins Visier?«:** Barbara Loe Fisher, »Illinois Board of health: Immunization Rules and Proposed Changes«, testimony, nvic.org, 26. März 1998.

Seite 168 **»Siddhartha Mukherjees Biografie des Krebses«:** Siddhartha Mukherjee, *Der König aller Krankheiten. Krebs – eine Biografie* (Köln: DuMont, 2012).

Seite 169/170 **Zu Beginn meiner Nachforschungen stieß ich auf einen Artikel ... »noch vor dem Frühstück sechs völlig unmögliche (oder zumindest höchst unwahrscheinliche) Dinge zu glauben«:** Arthur Allen, »In Your Eye, Jenny McCarthy: A Special Court Rejects Autism-Vaccine Theories«, *Slate*, 12. Februar 2009.

Seite 171 **»In der heutigen Medienkultur ...«:** Maria Popova, »Mind and Cosmos: Philosopher Thomas Nagel's Brave Critique of Scientific Reductionism«, brainpickings.org (Blog), 30. Oktober 2012 (http://www.brainpickings.org/index.php/2012/10/30/mind-and-cosmos-thomas-nagel/).

Seite 173 **Ein ehemaliger Redakteur reagierte kritisch auf die Entfernung des Artikels:** Scott Rosenberg, »Salon.com Retracts Vaccination Story, but Shouldn't Delete It«, *Idea Lab* (Blog), pbs.org, 24. Januar 2011 (http://www.pbs.org/idealab/2011/01/saloncom-retracts-vaccination-story-but-shouldnt-delete-it021/).

Seite 173 **... dass es eben »die Gesamtheit der Beweise« ist, die zählt:** John Ioannidis, »Why Most Published Research Findings Are False«, *PLOS Medicine*, August 2005.

Seite 174 **»Jede Wissenschaft gleicht einem Fluss«:** Rachel Carson, *Silent Spring* (New York: Houghton Mifflin, 2002, 1962), S. 279.

Seite 175 **Der Roman spielt im »modernen 19. Jahrhundert«:** Bram Stoker, *Dracula* (Frankfurt a. M.: Insel 1988/2011), S. 61, 539, 30, 541.

Seite 176 **»Diese Beharrlichkeit, mit der das aufgezeichnete empirische Wissen seinen fundamentalen Wert im Kampf gegen das geheimnisvolle Unbekannte behauptet, durchzieht den gesamten Text«:** Allan Johnson, »Modernity and Anxiety in Bram Stoker's Dracula«, in: *Critical Insights: Dracula*, ed. Jack Lynch (Hackensack, NJ: Salem Press, 2009), S. 74.

Seite 179 **Er glaubt nicht, dass sie wie ein »Schlag vom Himmel« passiere ...:** Daniel Defoe, *Die Pest in London* (Berlin/Weimar: Aufbau, 1978), S. 86, 83, 86, 226.

Seite 183 **»Als alles gesagt und getan war ...«:** Robert Sears, *The Vaccine Book: Making the Right Decision for Your Child* (New York: Little, Brown, 2011), S. 123.

Seite 184 **»Die Idee der vorbeugenden Medizin ist latent unamerikanisch«:** Nicholas von Hoffman, »False Front in War on Cancer«, *Chicago Tribune*, 13. Februar 1975.

Seite 185 **»Die Apokalypse ist jetzt eine Serie mit zahlreichen Fortsetzungen«:** Susan Sontag, *Krankheit als Metapher. Aids und seine Metaphern* (Frankfurt a. M.: Fischer, 2003), S. 144.

Seite 185 **»Leben«:** Donna Haraway, *Die Neuerfindung der Natur: Primaten, Cyborgs und Frauen* (Frankfurt a. M.: Campus, 1995), S. 190.

Seite 187 **»Wenn wir andere Menschen dämonisieren …«:** Susan Dominus, »Stephen King's Family Business«, *New York Times*, 31. Juli 2013.

Seite 188 **Denn Menschen, die nur des Spendens wegen spenden wollen, fühlen sich durch eine Entlohnung richtiggehend gekränkt, so das Ergebnis einer Studie:** Roland Benabou et al., »Incentives and Prosocial Behaviour«, *American Economic Review*, Dezember 2006.

Seite 188 **»Dieses Abziehen von Blut ist ein schreckliches Gefühl, so gerne es auch gegeben werden mag«:** Bram Stoker, *Dracula* (Berlin: Aufbau, 2010), S. 189.

Seite 189 **»Die Leute konservieren ihr eigenes Blut«:** Susan Sontag, *Krankheit als Metapher. Aids und seine Metaphern* (Frankfurt a. M.: Fischer, 2003), S. 132, 112.

Seite 191/192 **Im Herbst 2009 … »Behandlung gesellschaftlicher Missstände, wie z. B. Vorurteilen«:** J. Y. Huang et al., »Immunizing Against Prejudice: Effects of Disease Protection on Attitudes Toward Out-groups«, *Psychological Science*, 22. Dezember 2011.

Seite 193 **Der einführende Text in *Science* beginnt mit dem Mythos von Narziss:** Stephen J. Simpson und Pamela J. Hines, »Self-Discrimination, a Life and Death Issue«, *Science*, 1. April 2002.

Seite 195/196 **Gefahrenmodell:** Polly Matzinger, »The Danger Model: A Renewed Sense of Self«, *Science*, 12. April 2002; Claudia Dreifus, »A Conversation with Polly Matzinger: Blazing an Unconventional Trail to a New Theory of Immunity«, *New York Times*, 16. Juni 1998.

Seite 196 **… dass wir »in einem Netz wechselseitiger Beziehungen gefangen [sind], aus dem wir nicht mehr entrinnen können«:** Martin Luther King, *Letter from Birmingham Jail*, zitiert nach http://www.lebenshaus-alb.de/magazin/002863.html.

Seite 196 **Der Artikel, in dem ich darüber gelesen habe:** Carl Zimmer, »Tending the Body's Microbial Garden«, *New York Times*, 18. Juni 2012.

Seite 197 **»Wir müssen unseren Garten bestellen«:** Voltaire, *Candide oder Der Optimismus* (Frankfurt a. M./Wien: C. H. Beck, 1989), S. 149, 80, 24.

Seite 203 **»In einer Kultur, in der der Mythos Objektivität außerordentlich lebendig ist und Wahrheit immer als absolute Wahrheit verstanden wird …«:** George Lakoff/Mark Johnson: *Leben in Metaphern. Konstruktion und Gebrauch von Sprachbildern* (Heidelberg: Auer, 1997/2011), S. 184.

Seite 203 **»Glauben heißt auf etwas zu vertrauen, von dem du weißt, dass es nicht existiert«:** Mark Twain, *Reise um die Welt – Following the Equator*, Kapitel XII (Köln: Anaconda, 2011).

Register

DAVE GOULSON

Wenn der Nagekäfer zweimal klopft

Das geheime Leben der Insekten

320 Seiten, ISBN 978-3-446-44700-4, auch als E-Book erhältlich

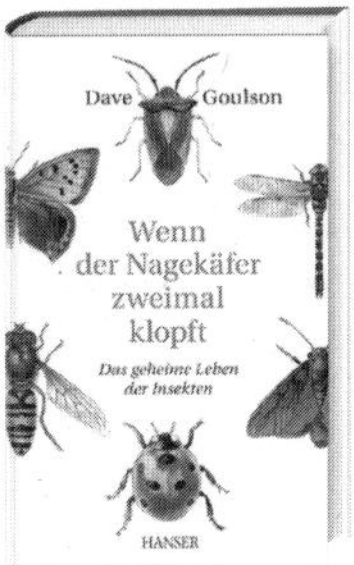

Der britische Biologe Dave Goulson unternimmt eine Expedition auf den Planeten der Insekten – genauer auf die Blumenwiesen rund um sein marodes französisches Landhaus. Die Helden seiner Feldforschungsabenteuer sind nicht nur Bienen und Hummeln, sondern alles, was kreucht und fleucht: Grillen, Grashüpfer, Glühwürmchen – und Libellen, denen beim Liebemachen zuzusehen eine Freude ist. Goulson taucht dabei so tief ins Reich der Tiere ein wie kaum jemand zuvor. Ein Buch, das die entscheidende Bedeutung von Insekten für unsere Umwelt und das ganze globale Ökosystem beleuchtet. Und ein Weckruf, die Nutzung von Insektiziden zurückzufahren, um das Sterben der Bienen und anderer Bestäuber zu stoppen.

»Goulsons Enthusiasmus ist ansteckend … Eine lebendige und wichtige Lektüre.«

Sunday Times

»Höchst vergnüglich … Goulsons Buch ist interessant und köstlich, voller Würze und durchdrungen von Kultur.«

Daily Telegraph